《唱医雅言》阐释

阐释

[明] 乐山子 著

陈治生 注释

陈少秋 整理

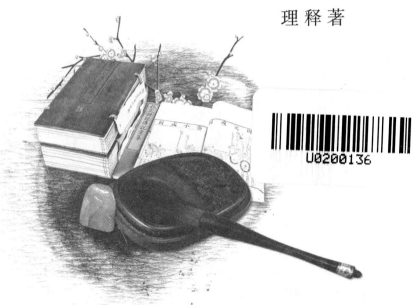

学苑出版社

图书在版编目（CIP）数据

《唱医雅言》阐释/［明］乐山子著；陈治生注释；陈少秋整理.—北京：学苑出版社，2018.1（2021.4重印）

ISBN 978 – 7 – 5077 – 5287 – 8

Ⅰ.①唱⋯　Ⅱ.①乐⋯ ②陈⋯ ③陈⋯　Ⅲ.①方书 – 中国 – 清代

Ⅳ.①R289.349

中国版本图书馆 CIP 数据核字（2017）第 260715 号

责任编辑：黄小龙

出版发行：学苑出版社

社　　址：北京市丰台区南方庄 2 号院 1 号楼

邮政编码：100079

网　　址：www. book001. com

电子邮箱：xueyuanpress@ 163. com

销售电话：010 – 67601101（销售部）67603091（总编室）

印 刷 厂：北京兰星球彩色印刷有限公司

开本尺寸：710×1000　1/16

印　　张：28

字　　数：503 千字

版　　次：2018 年 1 月第 1 版

印　　次：2021 年 4 月第 3 次印刷

定　　价：88.00 元

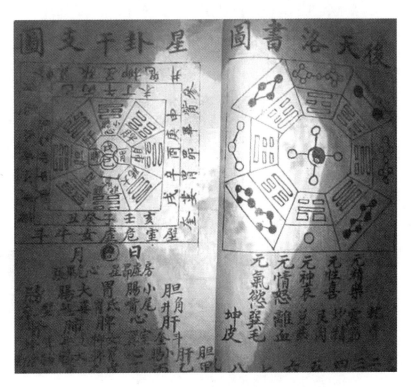

民国十七年（1928）旬阳县华阳五彩石印局印《新镌唱医雅言》书影 1

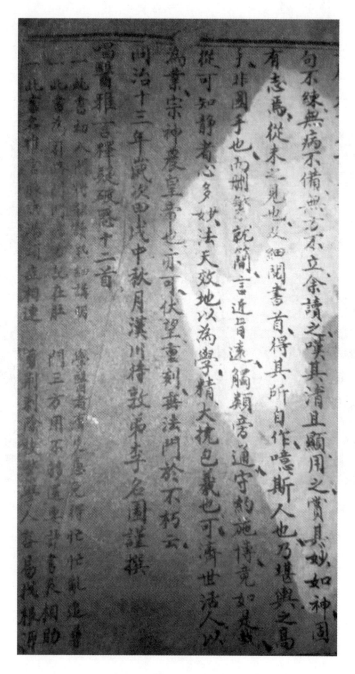

民国十七年（1928）旬阳县华阳五彩石印局印《新镌唱医雅言》书影2

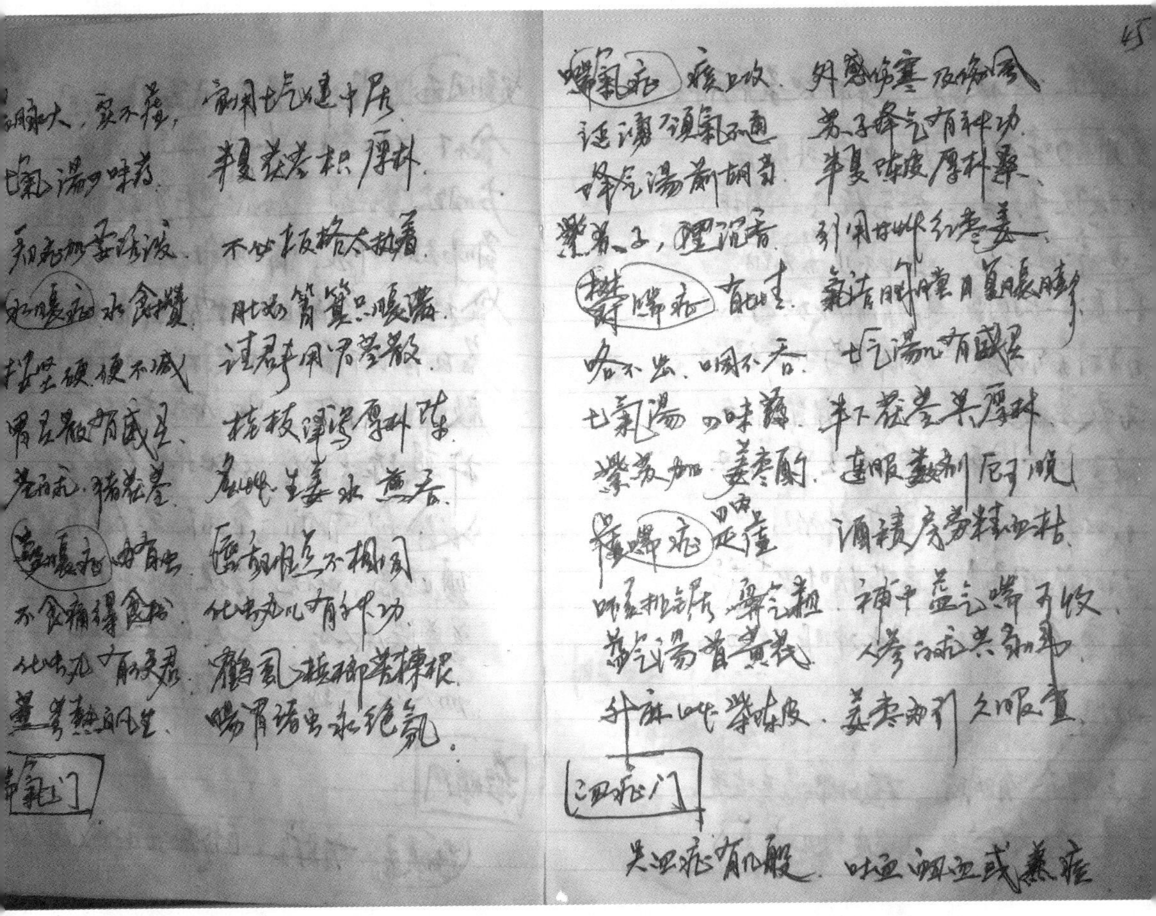

作者整理《唱医雅言》手稿

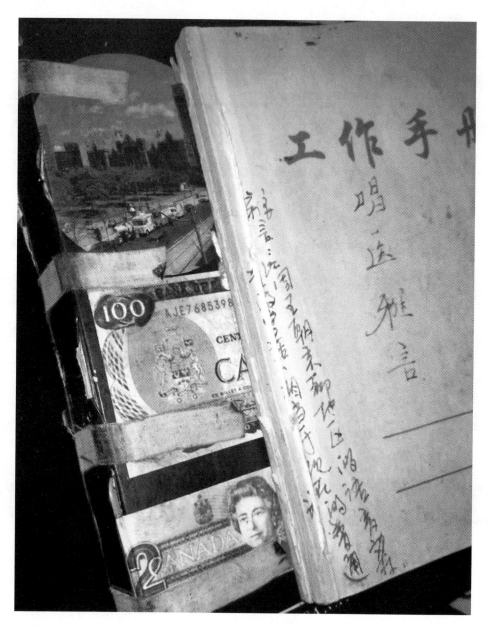

作者整理《唱医雅言》笔记本

■内容简介

　　本书是对《唱医雅言》一书内容的阐述和校释，原书为"乐山子"之秘本，"乐山子"何时代何许人氏，已难以考证。道光元年（1821）陕西名医汪海峤在陕西旬阳蜀河朝阳古洞修著《唱医雅言》，明一后学王太华（"明一"是王太华的号）校正。民国十七年（1928）《新镌唱医雅言》由陕西旬阳华阳五彩石印局印刷出版。本书应为古唱医之本章（教材），其内容"至简至易"，其辞章"最方而最圆"，"众病齐备，诸方周全"，"削去荆篱，剪除枝繁"，"道贯疗疾之药石，喜之经脉以串连"，"无名不备，无方不立"，涵盖一百四十四个门类，一百四十个病种，有内、妇、儿、外、五官等科别，可谓是蔚然大观也，即使是在健康事业日新月异之今天，仍有其不可磨灭之现实意义，连古人都叹其文风清且显，赏其方用妙如神！如今石镜重明，更发异彩，望读者珍之惜之！正文左侧为乐山子原文，右侧为陈治生阐释。阐释中所提"道医"是指陈治生的师父王道医。特此说明，文中不再出注。

前言

亘亘宇宙，有心曰恒，有意曰常，中古以来，医籍频佚，医术两分，遂成断层，仲师先圣，叹古才秀，嗟世无济，士汲权豪，名利是务，不意医药，即作《伤寒》，光贯千古，功昭日月。余自弱冠，始志习医，崛起于草根民间，朝斯夕斯，如梦流年，竟及卅载。上自灵素，下及民国，挟习当代，日人《皇汉》，焚膏继晷，兀兀有年，阅数千卷，要妙不握，只怨自愚，渐至近年，研习象数，读经开智，方明医源，蕴含易理，医中有易，易中有医，医易贯通，云端鸟瞰。医之一途，何用分科，何用执方，曰神无方，曰客在门，静观其妙。

幸得医名，趋行于苏秦之间，怡然于民间，回首少时，得之异人之传，《唱医雅言》二卷，背诵识炼有年。揪纤握揽，凭之于民信，独步幽径，行路之难，吾心自知，岁月无情，华发盖顶，秋叶为谁，撷取患家，盈盈笑颜，《唱医雅言》之功不可没也，今传于世，以尽畅医之功。吾家《唱医雅言》，通俗易明，于此用功，尽得道医之真传，且唱之便于记诵，为中医普及简化，聊可备为一法。清赵氏学敏辑《串雅》，无独有偶，有龙氏著《蠢子医》，二部皆为菁华，悉与丹道医学有渊源。《唱医雅言》实为二部之姐妹篇，然《唱医雅言》句短意幽，抓要握枢，方选《海上仙方》之实践，习用就简而避繁。对病辨证，效法《伤寒》，微言大义，一语中的。先天易理，一卦三方，《唱医雅言》一门三症，一病三方，虽不能尽括诸病，亦可使学人见病知源。《唱医雅言》论脉法提纲挈领，谈《伤寒》大道执简有新篇，内外妇儿五官齐大备，开卷一百四十二门二万二千言。用方遵规不蹈矩，灵活加减叹神笔。每门都有天地人，五运六气暗中嵌，有司天兮有在泉，中运赫然在其间。斯开其卷，若能循此而入，学者受益匪浅，是也非也，读者自酌，敬请不吝赐教，籍其为中医添枝加叶，可慰吾先师之灵，拳拳中医之爱意，磊磊济世之遗愿。

唱医——民间中医遥远的绝响

　　夫唱医者，亦是一种古老的行业，上可追溯到春秋战国时期的名医扁鹊，下及明清乃至民国，……《史记·扁鹊仓公列传》记载："扁鹊名闻天下，过邯郸，闻贵妇人，即为带下医……来入咸阳，闻秦人爱小儿，即为小儿医"。可以看出，扁鹊行医没有固定的执业地点，随遇而安。他在那个时代只是个高明的"匠人"罢了，因故医生也叫"医匠"；明朝韩懋著《韩氏医通》，据丁光迪教授考证"韩懋，金华王山人，尤得武夷仙翁黄鹤老人启其精微。继而走家难，技医给旅，重游南北……号飞霞子"。可见，从扁鹊到韩懋，再到清末的赵学敏的"宗子柏云"都是靠游历行医的，他们"枪响鸟落"的绝技背后都隐着一个丹道的方外之客，如韩懋的老师"黄鹤老人"和《串雅内编》的内容许多都来自于明末清初的傅青主，所以这个"走方郎中"与丹道医有很深的渊源。

　　"唱医"是"走方郎中"中的一个分支，不同的是他们从业者都有点文化素养，他们不像铃医摇"虎撑"去招揽生意，而是一边走一边唱，一边把脉一边唱，一边开方一边唱，唱的内容都是医学与世俗相结合的东西，如这个《唱医雅言》中的内容就是！直唱到病人心服口服，从怀中掏出钱包，把钱递给他，他还要再唱一段嘱咐语，逗得病家眉开眼笑，身上的病已然好了一大半（医患关系显然没有现在的医院里那么紧张），然后又一路小唱着寻找下一个村庄。他们居无定所，行无所踪，温饱难料，却肩负着群众的健康，比"铃医"有高尚之处，如"医病不可要贫钱""积些阴功买神仙"等。建国后这些人就少了，20世纪70年代，我们偶尔还能看见他们，这一批人大多源于中原河南一代，随遇而安，随处定居，如我的祖师爷汪海峤就最后定居陕西旬阳。他们授徒是师找徒，要先考验一番，譬如这个人聪明否？德行如何？记忆力是不是超好？……总之他们就一本教材，就是这本《唱医雅言》，要求三个月熟记书中内容，然后跟师再实践三个月，师徒就分道扬镳，师徒互不留姓名，各走各的路，有时要几年才能碰到一起，有的一辈子师徒再也见不上一面，因为古时候，交通不便。我所知道的就这么多了，为那"遥远的绝唱"而纪念云云！

陈治生

丙申年仲冬于古毗陵常州

汪序唱医雅言赋（以题为韵）

三皇道明，万物天降，煮之以稻粱菽麦黍稷，调之以油盐茶酒醋酱。龙马现图，伏羲画八卦于先天；灵龟呈书，文王排五行于世上。何起三灾？原饮血而茹毛。怎扬八难？因生伤而命离。……之太和。留孽冤之病胀，七情六伤，有喜怒哀乐之滞凝。……有风寒暑湿之流荡。虽赖六米，而养六腑，同食五荤……生灵于百般。生疾病于千样，因有胎卵湿化之变迁。……死之情况荷蒙。

神农尝百草以辨药性，诚寒热温平之端，更仗轩辕订千方，以传……列宿……料，符录以通神。伊尹氏作汤歌…………，…………而雅言。泰排玉兔，越于金鸡，审七二之气候，分清分浊；演八一之难经，辨是辨非。从此脉诀而积册，至今医书以成堆。扁鹊能针灸之巧，雷公有炮炙之威；三皇传神方，长生不老；五帝授妙道，脱壳回西；孙药王降龙伏虎之手段，喻真人有起死回生之天机。古方新方，若法轮之转；前圣后圣，如日月之飞。华佗方为妙手，仲景可算良医。贵药少真，时医多假，不是将凤作鸡，便以指鹿为马；富市贵村，明哲者多；穷乡僻壤，智慧者寡。最毒江湖，指医而诳财；可笑异端，跳神以搞打。喜得做作以动情，爱之歌唱而幽雅。好似九夷，如同八蛮。不论盈虚消长，哪管暑湿风寒，哀哉！皆因明医而稀少，痛哉！许多误毙以入泉。

经纬奥妙而岐黄焉易，脉理精微而医家最难。身坐古洞，性率先天，穷理而尽性，悟道以恭禅。不能功周遍世，何得果满三田。看济世之纲目，观救刻之金丹。赤水秘录，玄珠辊盘，东医宝鉴，景岳大全。至精至微，莫过医宗金鉴；极显极明，更奇于寿世保元。阅过万篇，而篇篇金玉；所历千卷，而卷卷芝兰。可羡前师造乎精蕴，痛叹后学难以贯焉！

观乐山子之秘本，至简以至易；读唱医之词章，最方而最圆。众病齐备，诸方周全；削去荆篱，剪除枝繁。……斥资刊版，施印以普传。愿永世人人康健，望浩劫……竹寿绵……小补，结后世之良缘。道贯疗疾之药石，德垂

— 1 —

唱医之雅言。……容易进步，喜之经脉以串连。授之……接续，传方……倚无偏，传症有前有后，六大六小审弱以审强。分门分户，启书立说，非是多事以好奇。述古集歌，巧因……虽非医书之津梁，可算后学之助补，聊抒俗言以成章，持为原序而作赋。

道光元年乾月坤日

敦厚老人①序于朝阳古洞

按语： 从此处汪序结合后面蒋李序，我始终有一大疑点，两序文中都提到了"乐山子"，汪序"观乐山子之秘本……"似乎不是自称，应该是其前辈。然在后序同治十三年岁次甲戌（距道光元年53年后），汉川蒋李二人序却曰："秋乐山子，从兴（安康）赴汉，坐论之间，取唱医雅言一卷……"要么这个乐山子就是汪海峤本人，要么是另有其人，且此人为汪氏前辈，而且寿数极高，最起码活了过110岁，然考我安康地区在清末，民众的寿数平均值是40至50。从《唱医雅言》文风和明朝医界推崇内证的大背景来看，乐山子应该是明末人。综合推断，乐山子所处年代应为明末清初。此处之质疑留待专家考证。

---

① 即道光年间隐居陕西的道医汪海峤。

蒋李序

经云：不治已病，治未病，自非圣人则无善养之功，诸疾作焉，斯药方著焉。虽然有难焉者，丹溪、河间、东垣、景岳、诸子成说，成方足以发素难之书，悉本五行四时体人身于天地，故其认症也确，即其用方也。当后之人不明阴阳气血之交，妄谈寒热虚实之禀，何异戴盆望天乎？

然则生成之理，学医者，不可不讲，秋乐山子，从兴赴汉，坐论之间，取唱医雅言一卷。是书也，始则辨脉，继则审病，终则辨方，一书而三善焉，且钜炉在手，连句不练。无名不备，无方不立。

余读之，叹其清且显，用之赏其妙如神，固有志焉，从未之见也。及细阅书首，得其所自作。噫，斯人也，乃堪舆之高手……而删繁就简，言近旨远，触类旁通，守约施博竟如是哉！从可知静者心多妙，法天效地以为学，精大挠包羲也。可济世活人以为业，宗神农皇帝也。亦可伏望重刻，垂法门于不朽云。

同治十三年岁次甲戌中秋月

汉川蒋敦弟 李名围谨撰

《唱医》释疑破惑十二首

一、此书初入门，将歌读熟细讲明，学医者有定凭，免得忙忙乱追寻。

注释：是说此书适用初学者，是基本功，就像盖房子打地基，地基虽然看不见外观，也不华丽，但很重要！学医的人必须熟读之，背诵之，朗朗上口，只有这样才能在日后的临床中有定力，有凭借，所谓"夫诣泰华者，非济胜之具，不能登其巅；涉江汉者，非舟楫之用，未足以达其源。"否则，忙忙碌碌，胡乱追寻，劳而无功，无所事事，陷入困顿之中，浪费时间，收效甚少！

二、此书为引路，门门病方记在肚；门三方用不够，还要诸书来相助。

注释：这本书就像引路的向导，142门的每一门病症的定方，都要牢记在心，道医乐山子很谦虚，亦不认为这本书就是医学全书。如果您觉得每门仅出三方还不能为临证所用，那么就应该涉猎群书，由博返约，就像春蚕脱茧而出，不必受茧的束缚，可自由自在地成长。

三、此书名雅言，脉诀汤头症相连；剪荆棘除枝繁，学人容易找根源。

注释：书名雅言，是说这本书的全名叫《唱医雅言》。所谓雅言，据史料记载，是以周王朝京都地区的语音为标准的官话，相当于现在的普通话。《论语·述而第七》："子所雅言，《诗》、《书》、执礼，皆雅言也"。孔颖达在《正文》中说："雅言，正言也"。有两地语言可供参考，一是周朝国都西岐（今宝鸡市东岐县），一为公元前770年，周平王迁都的洛崖（今河南洛阳市）。学者于上释名，可知此书出处，对本书语言有个大概了解，因不是现行普通话，其在现时普通话流行之时期，这本书的语言便是一种方言，方言不是天下人都能懂的，这就是加以释义的目的和其必要性。本书的写作形式是脉诀、汤头、病症一脉相连，便于记诵，使学者一目了然。当时乐山子动了很多脑力，就像剪去荆棘，除掉细枝，留下主杆，让学者找到根源，不像学院派的课程设置，又是《基础理论》，又是《方剂学》，又是《中医内科学》，单独成书，联系松散，而是直接切入临床，定脉，定方，定药，一气呵成，给我们快速成长扫除了障碍，让我们搭上了快捷的直通车。也就是后文"肯发狠，只数月，就能与人主方脉"的快速速成之路。

四、此书无杜撰，海上奇方选应验；脉症方编成串，读者顺口最好念。

注释：是说此书不是没有根据的编造，虚构，对读者不负责任，而是乐山子济世活人的经验之谈，且多出自《海上奇方》这本书。然经我多年查对，乐山子所说的《海上奇方》，不是《温隐居海上仙方》，他可能另有师承。他曾隐约提到他的老师是太平天国起义的天王洪秀全的高级御医王某某。

五、此书路途截，吹糠见米容易得；肯发狠，只数月，就能与人主方脉。

注释：此书让学医的学者少走弯路，走了一条最短最捷的路，因为是乐山子毕生的临证精华，就像吹糠见米，学者得到的是至精至纯的东西，没有半点杂质。学者应摘除疑心，要发狠用功背诵，只有背诵了才能理解，"书读千遍，其义自见"！也只有发狠地练"童子功"，将"雅言"全都记入心间，几个月后，或许就能给患者把脉处方。

六、此书是短打，一条直路真不假；使学人有柄把，程遥自有千里马。

注释：短打者，武术之散手也。精悍，简洁，招招适用。乐山子苦口婆心地劝说学者不要轻看此书，所谓"千里马常有，而伯乐不常有"，让学者生信，只有信了，才能生愿、生行。任何学问，任何宗教，都存在一个信、愿、行的问题，没有此三者，将会一事无成！

七、此书无分量，君臣佐使自主张；要活揆，莫呆想，看病加减轻重赏。

注释：是说此书所有药方中的药物没有分量，即今人所说的克数，要让医者自行裁定，要用药灵活，以己心测度古人之心，不要死搬硬套，要具体事情具体分析，依据病情而定何为君？何为臣？何为佐使？然后确定其用量。没有分量，也是此书的最大缺陷。常有人说："中医不传之秘在量上"，我在同王道医学习时，常看他临床，一般都是常规用量，仅有少数用药例外，多则一百多克，少则二三克，颇似孟河医派马培之之风格。

八、此书加减行，热症加凉寒热增；虚加补，实伐倾，请将本草看真明。

注释：是说本书的用方加减方面主要是看症之寒热，体之虚实，寒则用热药，热则用寒药，虚则补之，实则泻之，但要熟读《神农本草经》，不但要掌握药物的一般用途，还要知道药物之专能。如薏苡仁这个药，一般会认为是除湿药，然《神农本草经》却是如此叙述的："味甘微寒，生平泽。治筋急拘挛不可屈伸，风湿痹，下气……"。因此我师父王道医临床治疗抽筋的病人就开生苡米120克，生白芍30克，甘草10克，伸筋草30克，仙灵脾30克。一般一星期就治愈了。我亦用之，屡用屡效！因此这一段的眼目就在最后一句话"请将本草看真明"。

九、此书传世人，照本开方也有灵；切不可认错门，总要将症审分明。

注释： 我跟师父王道医学习时，他已经 98 岁了，道医这一行不是徒找师，而是师找徒，所以他说总要传人以普济众生，就决定传给我。另道医一般是辨"症"，读者且不要误解我把"证"给打错了，弄成了"症"。"辨症"是丹道医学的一大特色，武当山的道医书籍都有记载，大家可以找来证实一下。

十、此书河图源，五行八卦干支全；生克理，先后天，身中所属一了然。

注释： 我同师父王道医学习时，他很认真地教了我河图、洛书、五行、八卦、天干、地支系列丹道基础知识。然后传授了《奇门遁甲》、《太乙》、《大六壬》、《五运六气》。只有如此，才能理解"生克理，先后天"，做到"身中所属一了然"。才能理解我们自己每个人都处在宇宙中的不同的轨道上，小至一个细胞也是如此，任何一个方位和一个时间都是一个不同的切入点，每个人、每个事件都只是时空坐标系上的一个点，人身之疾病是在这个轨道上暂时混乱的原因。这个就是近年出现的"时相医学"，上世纪八十年代广西名医李阳波先贤已经提出来了，可惜！没有引起重视！如今做这类研究的有南京的邹伟俊教授，他成立了"唯象中医研究所"。

十一、此书无药性，寒热温平大概论；靠汤头治诸病，古人传方不肖问。

注释： 是说此书不再谈药性，认为四气五味这些基础知识，《神农本草经》已经言明。我师父王道医认为对药的认知要用"法象原理"，他依据洛书"天一生水，地六成之。地二生火，天七成之。天三生木，地八成之。地四生金，天九成之"去配属五脏，心火、肝木、脾土、肺金、肾水，参《内经》："羽虫属火，毛虫属木，裸虫属土，甲虫属金，鳞虫属水"，然后确定植物药、虫类药的用途。仙灵脾这个药又叫"三枝九叶草"，这个药不只是补肾，"三"能入肝经，"九"能全肺气。杂粮荞麦，果实黑入肾，三棱锥形，"三"入肝，茎红色入心，内白色入肺。我师父王道医 1992 年夏天在陕西旬阳文雅乡，用荞麦面去治一个老太太的肝硬化、腹水（肝癌中期），老太太连吃三月荞麦面，越吃越有胃口，病情一天天的减轻，最后去查，腹水消失，肝脾肿大缩回原样。作者还有最经典的一句认药的真经是"有刺的植物都属金性，金能克木，治肝，肺主皮毛，可止痒；凡是五行俱全的药都是好药，如五行草（马齿苋）、五味子、刺五加；凡是带'仙'带'灵'字的药都不平凡，如仙灵脾、威灵仙、五灵脂"。总之，古人给中医定每一个名字，每一概念都有其特定依据。

十二、此书是结缘，医病不可要贫钱；学老君，救女男，积些阴功买神仙。

注释：乐山子非常笃信道教的缘分，只传有缘人，医病不可要贫穷人家的钱，要向太上老君学习，积下阴功成为道德高尚的人；要像孙思邈《大医精诚》里说的那样，要有医德，要具备一个做为大医应有的品质和素养，非仅仅只是"医病不可要贫钱"那样简单。乐山子只是举个很现实的例子罢了。

原作　乐山子
注释　陈治生

目 录

五行门

一属壬，二属丁，
三甲五戊四属辛，
六癸位，七丙临，
八乙十己九是庚。
癸为肾，壬膀胱，
甲胆乙肝丙小肠，
戊属胃，己脾乡，
辛肺丁心庚大肠。

这一节讲的是十天干的五行定位和脏腑的五行定位，我们分两个层次来说明。其一，文中甲子十天干的排序不是我们平常所说的"甲乙丙丁戊己庚辛壬癸，一二三四五六七八九十"，而是根据河图之数"天一生水，地六成之；地二生火，天七成之；天三生木，地八成之；地四生金，天九成之；天五生土，地十成之"，再套入以下口诀"东方甲乙木，南方丙丁火，中央戊己土，西方庚辛金，北方壬癸水"。然后"阳干配单数属阳，阴干配双数属阴"就得到了"一壬二丁三甲四辛五戊六癸七丙八乙九庚十己"的说法。其二，接以上原理再套入五行给脏腑定位，脏为阴，腑为阳。那么，肾属阴水就是"癸"，膀胱属阳水就是"壬"，胆是阳木就是"甲"，肝是阴木就是"乙"，小肠属阳火就是"丙"，心属阴火就是"丁"，……依此类推！我们还可以参考《圆运动的古中医学》中十二经气运动图，同我们这个排法是吻合的。还有一种记忆法为"甲胆乙肝丙小肠，丁心戊胃己脾乡，庚属大肠辛属肺，癸为肾脏壬膀胱"。

子膀胱，亥肾位，
寅胆卯肝巳心地，
丑未脾，辰戌胃，
午小申大酉属肺。
兑属肺，乾大肠，
震胆巽肝坤脾临，
艮胃土，砍肾膀，
离属心经及小肠。

这一节讲的是十二地支与脏腑的配属定位和八卦与脏腑的配属定位，仍是分两个层面来叙述。其一，地支的五行属性是"寅卯属木，巳午属火，辰戌丑未属土，申酉属金，亥子属水"。把十二地支同脏腑按照"阳支配腑，阴支配脏"的原则代入，就得到了上文地支脏腑五行配属。实质就是古典内算数学，中国古典内算数学有三十三个体系，它包括了太一壬甲……可惜到了张衡以后就很少有人能传承下来，但清朝的徐灵胎老先生在这方面还颇有造诣，不愧为"灵胎"也。刘少华老先生《周易》的基础上提出了十大数学体系。不是现代数学体系，但超越现代数学体系。其二，八卦的五行属性我们分四正卦和四隅卦来说明。正者，中轴线也。隅者，四个角也。四正卦："震为东方属木，离为南方属火，兑为西方属金，坎为北方属水"。四隅卦："乾为西北属金，艮为东北属土，巽为东南属木，坤为西南属土"。我们再把脏腑与八卦的五行属性按照"阳卦配腑，阴卦配脏"的原则代入就得到了八卦同脏腑的配属。

坤为腹，乾为首，巽股离血兑为口，震为足，艮属手，坎生精液属北斗。子丑木，寅卯金，辰胃巳脾午传心，小肠未，膀胱申，酉肾戌包亥焦临。

这一段说的是八卦与人体的配属和地支与脏腑的配属情况。我们还分两个层次来解释。其一，八卦与人身的配属是古人取类比象的做法。孔颖达说："干尊而在上，故为首。坤能包藏含容，故为腹。足能动用，故震为足也。股随足，则巽顾之谓，故巽为股也。坎北方之卦主听，故为耳也。离南方之卦主视，故为目也。艮既为止，手亦能止持其物，故为手也，兑为言语，故为口也。"以上与道医的理论有点出入。如坎离二者这里就和道医有所不同。这个的区别在于道医是从生理的角度论述，孔氏是从阴阳家的角度叙述。其二，十二地支与脏腑的配属来源，我个人的见解是内证家经过内证总结出来的，哪个时辰经气到了哪个位置，内证家是看得清清楚楚。无名氏著《内证观察笔记》，他在书中谈到了这个问题。孟河派的已故师爷张元凯先生亦是内证大家，这从其著作中的诗就能看出"为探经脉之真诠，魔火十年终不倦，出入皮层神经节，浅深植物副交感，内证精髓今到手，与君端倪仔细看"。这个配属我们用于诊断疾病是非常准确的。"肺寅大卯胃辰根，脾巳心午小未中，申膀酉肾戌心包，亥焦子胆丑肝通"，当一个病人常常在寅时（凌晨4时）醒来，就是肺出了问题，现代医学查不出来，或者他还没有哪里不舒服，那只能说是还没达到生病的阈值，中医是治未病的，这个时候我们就要清楚地知道他肺肯定有问题！如果这个人他子时（23时）不能正常入睡肯定是胆出了问题，反之亦然，如果一个人他23时点常常不睡觉，还在工作，或者上网、打游戏，那么他的胆也会慢慢开始出现问题。如果一个人他经常在凌晨丑时（1~3时）醒来，那么他的肝就是有问题的。

经官门

心君主，出神明，
胆为中正肝将军，
胆目使，喜乐吟，
肺为相傅治节生，
焦决渎，肾作强，
传导受盛大小肠，
脾谏议，胃廪仓，
州都之官是膀胱。
心神明，肝谋虑，
决断出胆治节肺，
脾周知，胃五味，
膻中喜乐出此地，
大肠官，变化妙，
小肠化物分屎尿，
肾使巧，焦水道，
膀胱津源渴开窍。

关于这一段我们可以参考《黄帝内经》第八篇《灵兰秘典论》来理解学习。

黄帝问曰："愿十二脏之相使，贵贱如何？"岐伯对曰："悉乎哉问也！请遂言之。心者，君主之官也，神明出焉。肺者，相傅之官，治节出焉。肝者，将军之官，谋虑出焉。胆者，中正之官，决断出焉。膻中者，臣使之官，喜乐出焉。脾胃者，仓廪之官，五味出焉。大肠者，传导之官，变化出焉。小肠者，受盛之官，化物出焉。肾者，作强之官，伎巧出焉。三焦者，决渎之官，水道出焉。膀胱者，州都之官，津液藏焉，气化则出矣。凡此十二官者，不得相失也。故主明则下安，以此养生则寿，殁世不殆，以为天下大昌……"《灵兰秘典论》对这一段解释很清楚，但还是要就"膀胱津源渴开窍"多加阐述。千百年来大家都在争论"膀胱有没有上口？"孟河派之师爷张元凯先贤的解释如下：前贤在气功中所见，"关元膀胱"、"膀胱有上口（在中间、非两侧输尿管开口处）"、"卫出下焦"，气海有此喷薄、形同炉底、熏蒸及于全身等内景奥秘（余亦亲验）；不必以"胚胎期水囊连接膀胱，以后萎缩成韧带以为强合"；今后终必揭晓，得到科学证实。

手少阳，三焦经，
太阳小肠阳明庚。
太阴肺，少阴心，
包络原来手厥阴。
足阳明，胃中黄，
少阳胆经太阳膀。
足少阴，肾经官，
太阴脾土厥肝经。

这一段是在谈十二正经的名称和归属。

脉诀门

寸关尺，天地人，
右寸属肺左寸心；
右关脾，左关肝，
左尺属肾右命门。

这是把脉定位之诀，古人根据取类比象的原理（即近年宇宙全息律），把人之一身也分天地人，寸部候天，人身之上焦；尺部候地，人身之下焦；关部候人，人身之中焦；具体到脏腑，是以右寸候肺，左寸候心，心肺居上焦也。右关候脾，左关候肝，肝脾居中焦。左尺候肾，右尺候命门，肾、命门居下焦。这是《脉经》的脉法定位，即"左心小肠肝胆肾，右肺大肠脾胃命"。道医曰："右脉，寸关尺，浮取肺、胃、命门，沉取大肠、脾、三焦；左脉，寸关尺，浮取心、肝、肾，沉取小肠、胆、膀胱"。又曰："右手寸脉好，一般不会是恶病"。浮取就是轻按，沉取就是重按；关部，正当掌后高骨下，寸在高骨前，尺在高骨后。

七诊诀，一静心，
二忘外意三气匀；
四皮毛，五肉筋，
六骨七息至数分。

此处专解"七诊"二字，所谓《脉经》言"三部五脏易识，七诊九候难明"。向来医家不知道"七诊是哪七诊"，实际就是静心、忘外意、医患气息调匀、要诊查皮毛（以知肺的情况）、诊肉筋（以知脾肝之虚实）、诊骨头（以知肾的强弱）、数息以测心（一呼一吸谓之息）。脏象学说，有诸内而必形之于外，内外是辩证统一的，心主脉，肝主筋，脾主肉，肺主皮，肾主骨，所以从呼吸、皮毛、肉筋、骨头就能测知体内心肝脾肺肾的详情。所以道医说"右手寸脉好，一般不会是恶病"，右寸候肺，肺又主气，主治节，"人活一口气么"，一旦"气"出现了问题，肺怎么能治理调节一身的宣发和肃降呢？

九候诀，浮中沉，
三三见九至数分；
定呼吸，五十均，
浮皮沉骨中肉筋。

谈完七诊谈九候，九候就是寸关尺三部在浮中沉的不同取脉法（即轻按、中按、重按，也就是《脉经》所谓三菽之重、六菽之重、九菽之重的不同力度的按法。菽者，古代的一种豆子）。三部寸关尺，因不同的按法即得到九候。每诊脉必须候五十动止。浮轻取在皮，沉重按至骨，中按是在浮沉之间的肉筋之部位。我考察过很多同道是做做样子，老远看见他的手法和候诊时间就知道是真把脉还是假的把脉。我把脉大致能知道患者三年后会不会生癌症，能知道女性患者有没有囊肿和子宫肌瘤，能知道妇女患者是否正在行经，能知道她是不是在排卵期，这些在很大程度上能在心理上让患者放心。有一次，一个病人在别的地方把脉看病，那大夫问她月经来了没有？哪知道那患者一下把手抽了回来，站起来，说："不治啦，我让陈医生看病，他一把脉就知道是不是在行经，你这个医生怎么还要问？"

七表脉，属阳宫，
浮芤滑实紧弦洪；
八里脉，濡弱同，
微沉缓涩迟伏中。

此处说明了七表八里脉的阴阳属性及七表八里脉的内容。七表脉属阳脉，八里脉属阴脉。七表脉有浮、芤、滑、实、紧、弦、洪脉。八里脉有濡、弱、微、沉、缓、涩、迟、伏脉。

九道脉，长促动；
细牢短结代虚空；
散数革，三才用，
二十七脉名同供。

叙述九道脉的名称，并言七表脉、八里脉与九道脉再加上散、数、革三脉，合计二十七种脉。

浮外感，沉内伤，
迟而寒热数无殊；
有力实，无力虚，
浮沉迟数是提纲。

重申浮、沉、迟、数、虚、实脉之重要性，同时论述这六种脉象是二十七脉之纲领。因为浮脉主外感表病，沉脉主内伤之里病，迟脉主寒病，数脉主热病，虚脉主虚病，实脉主实病，浮沉迟数虚实脉再加上阴阳脉之分，就是二十七脉的提纲。阴、阳、表、里、寒、热、虚、实八个纲，阴阳是八纲之总纲。道医在讲解到这里时送给我几句真言："浮沉是脉体，大弱是脉势，滑涩是脉气，动弦是脉形，迟数是脉息，不得概以脉象观。"

脉法门

浮轻升，沉重落，
三至为迟六至数；
滑如珠，洁澄澄，
涩脉细迟刀刮木。

整个脉法门都在谈脉的形态，其实脉象这个诊断方法，要上手有点难，是要老师手把手地教，亲自去体验那个感觉，久诊识脉，久用达药。此处我筛选了大量的脉诊资料，要选一种没有老师在身边教，用语言表达别人就能懂的脉法，后来就发现南京这个八十年代曾经在省政厅里都红极一时的民间医生夏养培先生的脉法能达到这个效果，下面就用他的这个脉法来阐述脉象。浮脉——脉显部位有浅和极浅之分，表层内取、正取脉明显，中层、里层脉不明显。沉脉——脉显部位深或者极深。迟脉——脉的速率慢或极慢，一呼一吸脉来三至或者三至以下。数脉——脉速率快或者极快。滑脉——脉强度在表层内取正常，正取较强，外取正常，中层正取较强，呈规律性，中层内取较强，外取正常或内取正常，外取较强，里层同于中层。涩脉——夏师曰："如按细碎砂石状"。刘绍武教授说："涩脉，三不等也"，即切脉时感觉大小不等，快慢不等，有力无力不等。湖北当代脉诊大师王光宇先生对涩脉的解释是，"一是中取。二是单按确定部位，总按确定脉度。三是其感觉其初来细，渐而粗，突然重似停顿，继而散。说如果能切到涩脉并确定其脉度，对判断病情的轻重，瘤体的大小，预后、治疗效果具有非常显著和重要的意义"。这一点我在临床上深有体会。

大有力，实脉居，
浮而带迟名为虚；
长有余，短孤独，
洪脉茂盛微似无。

大脉——脉强度是表层、中层、里层之内取、正取、外取均强或极强。实脉——同于大脉，按道医的说法就是极强有力。虚脉——脉强度表层、中层、里层之内取、正取、外取均弱或极弱（里层正取偶尔正常）。道医认为浮而速率慢即可定为虚脉。长脉——脉形态上极鱼际，下达尺泽。《蠢子医·真脉诠》曰："又于诊脉余，偶察尺泽穴，未至尺泽穴，已得引绳切。"道医说：脉直上直下，上至鱼际下至尺后，一般见于尼姑、寡女，又名"思春脉"，妇女排卵期亦有此脉，男子脉长恐不是寿征，有可能有肝炎，慢性腹泻。短脉——寸部、尺部均无脉，关部脉动正常。道医说：这是孤独之人，容易生气，心里郁闷，就是教科书所说的肝气郁结，这样的人没有朋友，家人也会避而远之，所以可以断为孤独之人。洪脉——脉幅度宽或极宽，脉形态如波涛起伏状。道医说，可能是高烧中风，比较亢进。高血脂肯定有，不然脉不会宽大。微脉——脉强度中层正取极弱，内外取无脉；脉形态一时续一时断，没有规律，脉幅度极窄。

数无定，名为紧；
迟而无定缓脉准；
芤中虚，弦劲引，
沉有力牢革鼓审。

紧脉——脉速率快或极快；强度是表、中、里层正取均正常，内取或外取呈规律性时强时正常；脉的形态乍宽乍窄。缓脉——脉强度正常或较弱（表层：内取、正取正常，外取较弱，中层内取较弱，正取、外取正常，里层内取、正取较弱，外取正常。）脉的速率较慢或较快；脉的形态是下达尺泽。芤脉——脉强度为表层内取外取均强，正取正常，中层内外取均强，正取极弱，里层内正外取均正常；脉幅度是中层取边缘清楚或较宽。道医说如按葱管，里面是空的，若真摸到此种脉象，没看见出血都要引起高度重视，很可能是如胃出血，宫外孕破裂出血，肝癌胃底静脉出血等初始状态的隐性出血等。弦脉——脉强度强，脉幅度窄或极窄，脉形态呈条纹形。牢脉——脉显现部位极深，脉强度表层中层均无脉，里层内取外取极强，正取较强。革脉——脉强度表层内取外取极强，正取较强；中层内取外取均强，正取极弱；里层内取外取均极弱。

浮无力，濡脉说，
沉而无力莫是弱；
散不收，无定确，
细脉如丝难摸捉。

濡脉——脉显现部位极浅，脉强度表层内正外取均强，中层里层均无脉；脉幅度极窄，其节律呈规律性时弱时无，其形态呈条纹状线型。弱脉——脉显部位浅或极浅，脉幅度窄或极窄，脉强度极弱。散脉——脉强度表层内取正取外取均较弱，中层里层均极弱或无脉，脉形态乍宽乍窄，如李时珍所说"散似杨花轻散漫"！细脉——脉幅度极窄，脉形态如按条纹形。同弦脉的差别是弦脉的强度强。

伏至骨，动豆硬，
数而有止促脉认；
缓有止，结脉应，
代脉有止多少定。

　　伏脉——脉显部位极深，脉强度表层均弱，里层内取、正取、外取均较弱或弱，脉幅度较窄。动脉——道医曰："脉形态如按跳动珠球，与滑脉不同的是滑脉它在脉部左右滚动，动脉它在皮下上下跳动"。促脉——脉速率较快，节律规律性歇止或偶尔歇止。刘绍武先生对促脉说的更为形象，说："就像学生站纵队，当指导员一喊向前看齐，学生向前涌动后又停下来的那个样子。"缓脉——脉强度正常或较弱（表层内取、正取正常，外取较弱，中层内取较弱，正取外取正常，里层内取正取较弱，外取正常），脉速率较慢或较快，脉形态下达尺泽。结脉——脉速率较慢，其节律规律性歇止或偶尔歇止。代脉——脉速率正常，其节律规律性歇止。

死证脉，难得活，
弹石屋漏与解索；
有虾游，有雀啄，
鱼翔釜沸休下药。

道医提及的十怪脉还缺了三个脉，即偃刀、转豆和麻促三个。这十怪脉出自元代危亦林的《世医得效方》，《医学入门》中对七怪脉的描述与道医相同，"雀啄连来三五啄，屋漏半日一滴落，弹石硬来寻即散，搭指散乱真解索，鱼翔似有又似无，虾游静中跳一跃，更有釜沸涌如羹，旦占夕死不须药"，这已经描述的十分形象，在此不多赘述。

脉证门

沉气疼，缓皮顽，
浮风芤血滑多痰；
实洪热，微迟寒，
弦劳代衰伏格关。

前文已描述脉的形态，现进一步阐述脉的主病情况，道医以简洁明快的四句话，道出了沉、缓、浮、芤、滑、实、洪、微、迟、弦、代、伏十二种脉象的主症情况。

浮为表，沉为里，
有力无力虚实及。
数燥火，迟寒水，
濡脉伤暑缓湿论。
促为躁，数为烦，
革脉漏精牢痛难。
虚惊恐，动血干，
散似杨花气不全。
一十止，一年应，
二十有止二年正，
三十四十三四应，
五十不止身无病。
两息死，一息磨，
二败三迟四平和；
五无病，六热多，
七级八脱九打锣。

道医说："躁是肾病，烦是心病，躁烦有别"，从"一十止一年困"以下都是在讲结代脉，可以参考张天成的《脉诀图正》进一步学习。道医说，"我们说话只能说一半，留下一半还见面"，这个结代脉的治法，我们用的是《伤寒论》的炙甘草汤加大剂量的玉竹和女贞子，辨证论治酌加四逆汤，胸闷加瓜蒌薤白半夏枳实桂枝汤，心烦之时，用栀子鼓汤，加龟鹿二胶熬成膏方服用，疗效显著。炙甘草汤，道医又称之为"合阴汤"，因其红枣用量30枚，其中30是数字二、四、六、八、十相加之和，道医中偶数为阴数，故将该方称之为"合阴汤"。

濡多汗，紧痛间，
涩伤精血多骨酸；
长气旺，短气缠，
细为气乏结积坚。

濡脉多汗，实是阴虚之隐语，李时珍他说："濡为亡血阴虚病，髓海丹田暗已亏，汗雨夜来蒸入骨，血山崩倒湿浸脾"。又说："寸濡阳微自汗多，关中其奈气虚何，尺伤精血虚寒甚，温补真阴起沉疴"。以上这些均可说明此濡脉是真阴亏虚也。紧脉主痛，道医说："寸脉紧，身上有痞块，脉弦洪紧（厥阴脉），老年人常见。老年人口渴，舌干裂，宜温化使水液生，辛以润之么"。有点与常法悖逆，但临床这样做效果却很好！涩伤精血多骨酸，涩脉它见于何部就是主何部脏腑血精伤，伤可致气滞不通，不通了就易生瘤。"长气旺"，这里道医的观点同周潜川，就是那个峨眉临济宗医学弟第一次带入民间的镇健大师，他们是一致的。然潜川先生弟子，已故湖北先贤廖厚泽却不这样认为，他说长脉主寿征是寿夭的寿，是活不长的象征。认为肾气过旺则过用，而物极必反也。《蠢子医》曰："……其人必滑精，其人必溺血，其人腿已疼，其人髓必竭，其人茎中切，其人腹内铁，其人行不安，其人睡不彻，一切湿邪淫，塞住水分邪"。尽管众说纷纭，但我们读书时一定要成系统，不管哪一类，或者是哪一派，要彻始彻终，只有这样才能真正心里亮堂起来，涉入化境！

脉大门

左寸大，心家热，
头腰疼痛气血结；
足手心，似火燹，
口燥心烦渴不歇。
右寸大，心不宽，
肺经咳嗽有风痰；
腰背疼，手脚酸，
心中烦躁口苦干。
左关大，不调血，
痛背痛腰又疼胁；
手足软，目赤赫，
行路昏昏常怕跌。
右关大，食难进，
胃口膨胀常欲困；
腰疼痛，头眩晕，
食后伤风胸饱闷。
左尺大，腰胀疼，
背强头眩小肠膨；
膀胱热，便赤淋，
咽干口苦舌无津。
右尺大，三焦热，
干渴饮水亏气血；
小便赤，大便结，
食后伤冷精神缺。

　　道医祖师爷汪海峤曾说过"脉之大小，是以有力还是无力来分的"。道医说："关寸脉大，土衰木盛之象，脉大者用龙骨牡蛎收之"。右脉小，左脉可，补血药少用。右脉大，左脉小，肝气旺，以芍药收之，可能血湿重。"这几句话只要知道"左属血，右属气"就很好理解，左右还是阴阳的道路呢！

脉小门

左寸小，虚心头，
心中惊悸汗自流；
身困倦，痛头目，
梦魂常在外边游。
右寸小，脉虚劳，
背上寒冷似水浇；
腹又痛，口又焦，
手冷咳嗽痰如膏。
左关小，四肢酸，
背心微痛汗不干；
肝胆冷，气血寒，
头晕眼花不耐烦。
右关小，食难消，
手足无力气不调；
头脑闷，口舌焦，
心中恍惚过终朝。
左尺小，伤血精，
两耳噜噜虫雨声；
腰足软，头目昏，
夜间盗汗出无停。
右尺小，命不长，
头晕眼花心内慌；
肉皮冷，手足凉，
时作干呕饭不香。

仅就最后两句稍做说明，"右尺小"主命火不足，此命火为生命之源，又称相火，又名少阳祖气，道医曰："捧的白虎归家养，捉个青龙归土洼"，君火居之上在离宫，而其根在下之坎宫，是故君火源于相火，经曰："君火以明，相火以位"，相火是能烤熟食物的火，此火虚，温度决定生老病死，故命不长也，故肉皮冷，手足凉。"肾为胃之关"，今肾阳之相火衰微，土气冰冷，故干呕反胃，纳食不佳。其实这个右尺脉的诊察是同"遍诊法"诊太溪脉是一致的，太溪脉诊察不到，这个人也就命不久矣。

脉忌门

或感冒，或伤寒，
头痛咳嗽与喘痰；
若瘟疫，若狂癫，
脉来沉小定归天。
风寒下，心腹痛，
血脱血痢及血淋；
或水泻，或血崩，
脉来浮大定难生。
有霍乱，有腹胀，
中毒消渴水肿胖；
或胎孕，七月上，
脉来沉小命必丧。
或虚劳，或羸瘦，
风病不仁及产后；
但失血，但久嗽，
脉来浮大都难救。
鼻流血，疮流脓，
萎躄中恶与吐红；
女带下，男精空，
脉来沉小易见功。
或厥逆，或伤风，
食积上气病结中；
未产前，堕坠凶，
脉来浮大病易松。

脉忌者，就是某某病或某某症出现了不该出现的脉。忌者，忌讳也。不过道医还附带说明了几种"易见功""病易松"的脉象，这当然不能算是禁忌。此门分六个层次来说明，已经极其明了，此处不再多解释。

脉浮门

心脉浮，主心虚，
触事易惊神不居；
言错乱，怒气郁，
风寒齿痛眼斜视。
肺脉浮，面肿隆，
咳嗽气喘及肠风；
皮疮黑，眼肿红，
或是吐血与屙脓。
肝脉浮，主中风，
筋脉挛搐和毒痈；
牙齿痛，面肿红，
肠风下血腰难躬。
脾脉浮，身麻木，
腹中膨胀背痛驼；
饭压食，茶少喝，
上呕下泻莫奈何。
肾脉浮，主腰痛，
脚膝无力步难行；
牙齿痛，小肚膨，
又生疮毒又摆淋。
命脉浮，风寒浸，
两腿麻木走不成。
小便难，大便结，
肾茎做怪痛不歇。

这一节是浮脉在各部的主病情况，道医单脉主病主要只谈浮、沉、迟、数四种的主病情况。这一门，几个西北方言要解释一下，屙脓——是大便下脓血，为何肺脉浮，却大便下脓血呢？这是肺与大肠相表里也。腰难躬——腰弯不下来，古代礼节见人要打躬，弯腰毕恭毕敬的，相当于现在敬礼。能伸不能屈者病在骨，肾主骨，此处是肾水不能生肝木。道医说："一切角弓反张是痉病"，痉病病在肝，肝主筋。摆淋——两种病，就是疟疾和淋病。

脉沉门

心脉沉，虚恐惊，
胸膈痞满小肚膨；
睡不寐，不安神，
咳嗽吐血小便痛。
肺脉沉，咳嗽多，
顽痰上攻气味臭，
或肺痈，或肠漏，
衄血呕血气喘促。
脾脉沉，面皮黄，
中满不食饭不香；
肚冷痛，心内慌，
呕吐泄泻贪睡床。
肝脉沉，气痛喊，
怒气伤肝又伤胆；
肋疼痛，肛胀满，
眼目昏花筋骨软。
肾脉沉，主风湿，
小便不利气血滞，
腰杆痛，难伸直，
阴疝胀痛饭难食。
命脉沉，足腿酸，
脐下紧痛只叫天；
下部虚，盗汗翻，
小便太难裤扯穿。

只叫天——疼到极点哭天喊地也。裤扯穿——古之癃闭，类似于今之泌尿系感染、膀胱炎、前列腺炎等，因小便不下，频频如厕，连裤腰也被扯穿，夸张诙谐之笔法。

脉迟门

心脉迟，小便频，
怔忡呕水心内痛；
脐下痛，牙咬竟，
胃冷气短脚难行。
肺脉迟，主有寒，
咳嗽喘气与风痰；
便溏泻，皮涩干，
夜梦常在水中间。
肝脉迟，多踡筋，
骨节疼痛眼目昏；
手麻木，心恐惊，
冷泪常流如伤心。
脾脉迟，腹不空，
饮食不化痰涎壅；
或泄泻，或嘈虫，
咳嗽痰内带血红。
肾脉迟，主精滑，
夜梦时常遇冤家，
出盗汗，腰酸麻，
小便频数手足叉。
命脉迟，口无味，
大便溏稀似泻痢；
腹冷痛，肾偏坠，
小便不禁痛腰背。

牙咬竟——牙紧咬，咬牙以忍痛也。多踡筋——抽筋及静脉曲张之病。静脉曲张这个病西医手术是自讨苦吃，明白了病理，一剂药就好，其实这个是心脏舒张乏力，静脉血难以回心，只要增加心脏舒张能力即可。用《伤寒论》中的芍药甘草汤，量要大，但因男女大小老幼各有殊形，要看人发药，芍药一百二十克就是极量，一般三十克左右便可，治疗一段时间就会痊愈。反之手足四肢麻木就是心脏收缩力弱，用千古第一方桂枝汤治疗。据西方学者说：他们要把这个方子研究出来可能要五百年。由此可见，我们生长在这样的文明古国是如此幸福的。

脉数门

心脉数，火上炎，
客热头痛心躁烦；
口疮毒，咽苦干，
尿黄目昏多乱言。
肝脉数，主头昏，
两眼流泪翳遮睛；
女血热，男骨蒸，
中风霍乱寒热争。
肺脉数，痛牙关，
口臭唇焦咽喉干；
食不饱，胃脾翻，
四肢无力举动难。
脾脉数，吐血团，
皮肉干燥起卷卷；
眼角红，面火灼，
大便闭结舌头木。
肾脉数，血红淋，
消渴不止疮痒生，
日阴痒，夜遗精，
三焦虚热腰酸疼。
命脉数，多渴烦，
小便不通大便难；
或肾毒，或疝偏，
下焦虚热风火炎。

凡是浮脉都是主的表证，凡是沉脉都是主的里证，凡是迟脉都是寒证，凡是数脉都是热证。浮脉你去感知它就是轻轻地刚摸到皮肤，甚至还没挨到皮肤，就已经感觉到脉跳了，这就是浮，这人就是表证，高明的脉诊大师，就这薄薄的一层皮他都能感知到六个层次的不同情况的，他是好多年练出来的，只要功夫深铁杆也能磨成针！沉脉，就是压的重一点才能把它找到，压到底那就是伏脉，这个脉越深寒气越重，现在普天下的人的脉都是沉的厉害，因为这一个饮食寒凉的时代，遍地的水果，冷饮。这些东西吃下去，补充了什么，水果补了点维生素，但同是灭了我们的命火，命火是什么，是肾阳，是心脏产生的热，传下来，给了小肠，小肠在去暖两个肾，暖丹田，这个命火就储存在丹田里，丹田里还有精宫，西医一般解剖看不到这个，因为他们解剖的是死人，活的人他这个地方的隔层中能产精，西医说产精的地方是睾丸。这个地方女性她产生了天癸，因此好多

男性这个地方太冷他就产生了血精，甚至无精子，这都是命火没有了，气化功能没有！迟脉为一呼一吸脉来二三下，"三迟二败冷围困"，表现为体内有寒，女性月经不调，小腹疼痛。数脉就是一呼一吸脉来六下以上，所谓"六至七极热生多，八脱九死十归墓，十子十二绝魂戳"。

丹田穴是神阙穴与命门穴的连线与两腰的京门连线相交叉的所在。

在这里感谢道医的教导，感谢已故台湾红极美国的世界级中医倪海夏，感谢已故名贤廖厚泽老前辈，以上知识点来之不易，望读者珍之惜之！

从此以下就不去烦那个什么脉了，脉是手把手教易学，纸上谈兵累人，现在我们进入了《伤寒论》的部分啦！我在《前言》里也写了道医他"谈伤寒是大道执简有新篇"，肯定是走的研究伤寒的正道，要不我怎么会说他是大道呢？再者是"新篇"，说明他会谈出水平，有所创新，创新最重要，李政道他在美国招研究生，他面试过一个美国学生，各个领域的知识都背的滚瓜烂熟，然李要这个学生谈点他自己的看法，他一句都说不出来，后来李政道没有收他作为自己的研究生。言归正传，其实研究伤寒的历代医家已经几百家啦，就为了那一百一十三个方子。这就叫经典，经典的魅力是无穷的，更重要的是它的疗效，真能做到一剂知，二剂已，不要说那些名家了，还有日本人的《皇汉医学》及其丛书，里面的治愈的例子比比皆是，就我遇的一个"中医的票友"，就是业余爱好者！这人姓蔡，他给家人治病，全用经方，就是伤寒方，基本上都是一天治愈，而且花费很少，但用这类方子的不好的一面是你必须把证审分明，另外是反应很大，有时发热了或者没有发热的感冒吃一剂热可能发的更高，但过了这个关就好了，正气提上来它一定要同邪气决一死战，把邪彻底地赶出体外。

太阳门

伤寒证，头痛项，
发热恶寒体不畅。
鼻无涕，汗不流，
升阳汤儿当可求。
升阳药，桂麻黄，
白芷羌活杏仁防。
川芎草，淡豆黄，
升麻同煎病安康。

　　本节描述的是伤寒太阳证，仲景说太阳有汗为中风，无汗为伤寒，有汗用桂枝汤，无汗用麻黄汤，道医用的是升阳汤，是麻黄汤的变方，这样更稳妥些。升阳汤药物是由麻黄、桂枝、杏仁、甘草、升麻、白芷、羌活、防风、川芎、大豆黄卷组成。功用：解肌发表，调和营卫，升举阳气。这个升阳汤同《脾胃论》及《兰室秘藏》中的升阳汤大相径庭。道医"丹道医学以热药为泻药，以发散药金石药为补药，人参海马为兴奋药。"

伤风证，汗淋淋，
横身烧得火一盆，
头项痛，鼻涕清，
恶风疏邪汤有灵。
疏邪汤，草川芎，
白术桂枝与防风，
羌活舞，芍药红，
姜葱为引有神功。

接着谈的是太阳中风证（有汗之伤风），太阳中风有汗用桂枝汤，道医他用的是疏邪汤，药物组成为：桂枝、芍药、甘草、生姜、防风、川芎、羌活、白术、葱。是桂枝汤加上几味风药。功用：祛风利湿，解肌调营。此方为道医自拟方。风药代表着升发、流通、灵动、宣走之意，"风为百病之长"，"百病都由风痰生"，《蠢子医—治病风药不可少》曰："人生治病皆有偏，一切细密难周全。我初治病脉清楚，虚实寒热得真传。一看虚实寒热症，便将温凉补泻诠。至于一切除风药，全不置念在心间。间有受风甚显然，始加发表四五钱。中年悟通五运六气理，始知人生受病风为先。以后治病开方子，必于风药加检点。寒证便须苍麻羌防用，热证即将二胡干葛添。只因一身之病皆由气，气若到时风自钻，必加此味始通灵，好如熊经鸱顾在眼前。"

《蠢子医—如今病以治风为主》说："如今人心最不平，不得厉气总不中，况当午会火已极，火已极时尽是风。今病尽从风上起，不痛治风总不灵。吾常诊脉细看症，不是头懵便耳聋，不是喉呕便眼红。明明皆是风证见，如何皆用凉药清。治火定然风来往，治风能使火外松。治火不过为辅佐，治风定然作主盟。病轻二麻二活自能已，病重必须蝎蜈蚣。再加金石往下坠，再加金丹往下行。重用厉剂方能愈，不如此治病难轻。大抵运会使之然，吾常以此为先锋。"

《蠢子医—如今喉症以除风为主》说："……正当乘机去发散，透出毒火是真诠。多用风药为上策，少用清凉为正端。多用风药必上壅，加上枇杷叶往下牵。少用寒凉恐束住，加上桂附引下元。此是喉症真妙诀，如今气运最为先……"

两感证，伤风寒，
头痛发热都一般，
春秋夏，一同参，
总方冲和汤值钱。
冲和汤，草川芎，
苍术羌活呼防风，
生地长，姜枣葱，
白芷细辛有神功。

两感症者，表里两经同时感受邪气发病，如太阳与少阴，阳明与太阴，少阳与厥阴都是两感。其治法唯救里救表，其间先后缓急，当消息之。道医曰："两感于寒者，古人研之。张元素九味羌活散。陶洁安（节庵）再造散。"此处正是太阳与少阴两感，用冲和汤，药物组成：羌活、防风、苍术、川芎、生地、白芷、细辛、甘草、姜、枣、葱。功用：调和表里，祛风除寒。是九味羌活散去黄芩也，虽曰冲和汤，然与《杨氏家藏方》及《医醇剩义》（孟河派开山始祖费伯雄著）之冲和汤均不同。道医曰："两于寒厥少合证：羌活冲和汤，柴胡辈（随虚实加减）。太阴阳明合证：实热，防风通圣；虚寒，五积散（寒、食、气、血、痰积）"。

阳明门

头痛证，不安然，
发热无汗又恶寒，
目眶痛，鼻孔干，
升麻葛根汤可全。
葛根汤，用升麻，
甘草葛根芍药花，
芎白芷，羌活瓜，
防风柴胡看证加。

　　阳明病有经证、腑证之分，经证有传经与自受之不同，腑病有宜下、宜清、宜温之各异。此处应为阳明经证之初期，道医用升麻葛根汤，药物组成：葛根、升麻、芍药、川芎、白芷、羌活、防风、柴胡、木瓜、甘草。功用：升举散火，解肌发汗。为《太平惠民和剂局方》之升麻葛根汤加羌活、川芎、白芷、防风、柴胡而成。与《内外伤辨惑论》之升阳散火汤仅有独活、人参几味之差。由此看出道人在运用时是根据疗效定下来的经验方。道医："学太阳能赚钱，学阳明能治病……"就是能治急病、大病。另外上面值得注意的是他加了芎芷苍防柴，都算是升道医学的风药，加上这些药疗效就能达到"枪响鸟落"。陕西渭南的孙曼之先生这方面做得很好！

胃实证，腹胀坚，
两目疼痛口舌干，
头不疼，睡不眠，
请用承气汤值钱。
承气汤，三般高，
枳实厚朴大黄硝；
小承气，去芒硝，
调胃硝黄甘草招。

本节讲了阳明腑实证的三承气汤。就是大承气汤、小承气汤、调胃承气汤以及它们之间的组成的变化。道医言"阳明主心脑肺胃大肠"临床中，多数高烧昏迷患者，若大便多日未解，予大承气汤服之，大便下，病人则醒。

亢阳证，又恶寒，
汗水淋淋口舌干，
头不痛，热熬煎，
请用白虎汤的端。
白虎汤，生石膏，
知母炙草共相交。
加粳米，一处熬，
服后热退痛自消。

这个白虎汤还是四正方之一，是以西方之神白虎命名的，居后天八卦兑位。还有其他的三方分别是东方震宫的青龙汤，南方离宫的朱鸟汤，北方坎宫的玄武汤（又名真武汤）。除过朱鸟汤，其他的三方《伤寒论》中都能找到，那么朱鸟汤是什么呢？经孟河派的师爷张元凯先贤的考证，这个方子就是黄连阿胶鸡子黄汤，主治失眠。白虎汤的运用以"四大"齐全为特征，就是"大热，大渴，大汗，脉洪大"为标准，我曾用这个汤加上西洋参5克治愈了我文学启蒙老师夫人的病，她人偏胖，大伏天，要睡凉席，喝冰冻水，大渴心烦，不一而足，我就用这个白虎加人参汤四剂，再让她多吃西瓜，西瓜是天然的白虎汤么！它吃啦就好啦！著名作家贾平凹早年刚到西安，夜里他发烧，大渴大汗，让一个朋友用架子车送医院，打了一针，病没好，接着往回拉，他朋友说要买个西瓜犒劳一下，结果他们吃了西瓜，贾作家的病就好啦，贾作家说早知道吃个西瓜就好就不这么费事啦！还白白给医院送了十块钱！这叫百姓日用而不知！西瓜是天然的"白虎汤"。这就叫经方治病啊！太神奇！

少阳门

耳聋证，口苦干，
痞满肋痛饭不沾，
或呕泻，或热寒，
小柴胡汤保安然。
小柴汤，有人参，
柴胡作药掸黄芩，
半夏甘，姜枣吞，
看证加减要通神。

按开合枢理，论小柴胡汤为枢转少阳之要方，一般我运用这个方，只要但见小柴胡汤证及七个或然症之一症便大胆地用它。小柴胡汤以半边有病为，在左侧加青葙子，在右侧加蒲公英，先贤李阳波先生曰："用会柴胡大黄便可横行天下"。台湾倪海夏曰："经来诸病，要在经来前，经来时服用小柴胡汤，可把一身邪毒推出体外，一定要抓住这个最佳时机"。道医曰："……学会少阳能养生"，少阳按开合枢理论是不开不合，不开不合的状态延缓人老去的状态。廖厚泽先生说："少阳者，人身之祖气，诸气之根也。"宗气是虚里脉。少阳如南瓜之须，乃生发之气。中药、针灸按摩皆须调动少阳之气。小柴胡汤以往来寒热、胸胁苦满、嘿嘿不欲饮食、心烦喜呕，为四主证，此外还有七个或然证（烦而不呕、渴、腹中痛、胁下痞硬、心下悸而小便不利、不渴而身有微热、咳）。小柴胡汤之加减可参《医学传心录》之小柴胡汤加减歌。

胸热证，舌有癍，
腹中疼痛实难安，
食呕吐，胀得堪，
黄连汤儿不一般。
黄连汤，甘草甜，
桂枝姜枣苦黄连，
半夏小，红枣圆，
加上人参一同煎。

平调寒热阴阳之意，治寒热不均，胃中不净，腹疼欲呕。呕者，少阳也。《伤寒论》第一百七十三条"伤寒，胸中有热，胃中有邪气，腹中痛，欲呕吐者，黄连汤主之"。喻嘉言云："……热重者多用黄连，寒重者多用桂枝，称进退黄连汤。"这个黄连汤与半夏泻心汤药味仅一味之差，就是半夏泻心汤去掉了黄芩加了桂枝，在功用方面就有了差别，经方是相当严谨的东西，你这个药一变，那么在时空的坐标系里药物所对应的方向就变了，桂枝是南方的药，其性辛温，根据对称性原理，它对的是北方的寒，黄芩是北方的药，其性味苦寒，它对的是南方的热。

浊痢证，气下攻，
痞满烦闷饱胀胸，
或呕吐，或耳聋，
黄连半夏汤可通。
黄连汤，甜甘草，
芍药黄芩用酒炒，
法半夏，生姜枣，
管教一服病自好。

此黄连半夏汤即半夏泻心汤加芍药，本来半夏泻心汤是治虚痞症，此处有痞满，还有浊痢，道医就加了个芍药来调气行血治腹疼。此方中黄芩半夏、干姜黄连，是两对对药。以上为少阳证，均用的是八法中的和法。和者，调和也，在中医治法中占有重要的地位，有些医生他们一生就只常用一两个方子变化来治所有的病，如小柴胡汤、半夏泻心汤、麻黄附子细辛汤。小柴胡汤加减运用的代表人物有周即生、马有度、陈源生、刘绍武、叶锦文等。总之，少阳门是一个方便的法门，张仲景他把小柴胡汤放在第九十六条，这是有深意的，有象数在里面的。《内经》有七损八益之说，七损了就是六，八益了就是九，那这个"中庸的药方"小柴胡汤占在九十六上就是不损不益，所以我说它能延年益寿①

太阴门

自痢证，手足冰，
寒多不渴肚冷痛，
上呕吐，下泻倾，
理中汤儿真有灵。
理中汤，用顶光，
术姜短，甘草长，
去参术，留姜枣，
加上附子四逆项。

文中之药"顶光"者，乃人参之异名也。传说山有人参，夜里有光发出，采野山参，要用红绳系住其头梢，以防其根部的人参娃娃遁地而逃。

此节叙述太阴病里证之温里法，太阴者脾也，肾为先天之本，脾胃为后天生化之源。"太阴为病，腹满而吐，食不下，自利益甚，时腹自痛。若下之，必胸下结硬"，所以太阴病不能用泻下法，要用温里的理中丸。虽然理中汤有这些症状："自利、手足冰"、"寒多不渴肚冷痛，呕吐，下泻……"。然理中汤（《伤寒论》叫人参汤）终归不止这点小作用，它是"守中宫"的药方。《圆运动与古中医学》将小建中汤比喻为所说的"轴"也，"轴"与"轮"是互相配合的关系。我以前有个老师他是湖南的，他是我的"四句之师"，他就满满地给了我四句话，是关于治法方面的，这四句话是："错杂难辨求其中"、"久治不愈思其反"、"诸邪相并使之孤"、"莫忘生死第一关"。

这第一句话就说的是当你遇到一个病人，浑身上下都是病，那怎么办呢？就是从中部的脾胃着手调整，除了这个理中汤，当然还有四君子汤，异功散，补中益气汤等。

这第二句就是一个病按医生目前的思路治疗了很长时间还没有好，就要改换思路，从反方向的途径去考虑，你现在用的是热药，病还重了，那就赶紧用寒凉。

　　第三句是无论你治什么性质的病，都得把湿邪考虑进去，风寒热暑邪都能与湿结合，如油入面，难解难分，只有祛除了湿邪，别的邪就会被孤立起来，然后对准它去治疗就相应的要容易得多。

　　第四句么，就是让医生不要不重视胸部的毛病，胸腔是心的宫城，心为五脏神明之主，君主之官！再回过来看这个中宫在丹道修炼方面的重要性。当年，南怀瑾先生二十几岁的时候是四处访道，话说有一年夜访青城山，"我是下江人，千里访明师，万里求道法，三步一叩上山来"，青城山当时的住持周二娘就给了他一张黄表纸，还揉成一团。他一打开看见上面画了一个大圆圈，圆圈中间还点了一个点，旁边写了两句话："识得青城是大道，明也传来暗也传。"南师一下就明白了，就是"守中宫"。你看"守中宫"有多重要啊！既是用药的一大"密钥"，又是修道的一大"秘诀"。

　　这里附带还要多讲点东西，以后没有机会再说这个事，这就是《周易参同契》里有这么一句话："……可见彻始彻终，只取金水土，三物变化，而成还丹耳"。我对这句话在中医里运用上的理解是：理中汤加上一味附子（就是附子理中丸），它就是金水土齐顾的方子，当然还有四逆汤，茯苓四逆汤都不例外，都只取金（西方兑）、水（北方坎）、土（中宫五黄）的治方。我曾戏言一切寒湿体质之人，一切辰戌丑未之年出生，或者出生于长夏及寒冬之人的最好的保健品不是别的东西，是附子理中丸。如果用后上火或者起内火啦，就再配合上一两片黄连泡茶冲服它，或者你怕麻烦那就配合黄连素也行，不要小看，这就成了连理汤啦！习惯性便秘的可以用，腹泻的更可以用，它有双向作用。道医说：记住！自利而渴属少阴，自利不渴属太阴，前者强心为主，后者以健脾为主。强心亦当合健脾，心火大应清心火（用黄连）组成连理汤，心气弱方加桂枝等，太阴、少阴共同的症状是"不思饮食"。在经络里，心与胃连，九种心痛皆责之于胃。《医学入门》说"脏腑别通，由开合枢推衍而来，曰脾与小肠通，心与胆通，肾与三焦通，肝与大肠通，心与胃通"，那正通呢？就是脾与胃相表里，心与小肠相表里。别通那是"内证家"内证出来的，西医他不信这个，但"大肠癌切了又转移到肺"，他们又解释不清。我们健康人还可以去问医生，看看有心脏病的人是不是胃也不太好，有心病的人是不是胆病也常常相伴，那么中医生在治疗这些病时是不是有了更多的思路！"去参术，留姜枣，加上附子四逆顶"是说理中汤变成四逆汤的变成情况。

腹痛证，手足温，
肚满胀痛咽无津，
脉沉大，阳转阴，
桂枝大黄汤有灵。
大黄汤，用大黄，
柴胡枳实甘草长，
桂枝姐，配槟榔，
头戴芍药去拜堂。

这一节是太阴腑证之治法，《伤寒论》"本太阳病，医反下之，因而腹满时痛者，属太阴也，桂枝加芍药汤主之；大实痛者，桂枝加大黄汤主之"，大实痛是谓脾痛或腹痛，桂枝加大黄汤，亦可治脾肿大，此事很重要。道医的这个桂枝加大黄汤是《伤寒论》同名方又加入柴胡、枳实、槟榔而成，喻有四逆散之意。我觉此症此方更加贴切，用四逆散之关键在"咽无津，阳传阴"六字。北京的赵宇宁先生说："太阳误下，亦可以附子和大黄汤治之"，因此这两个方子均可以治肿瘤。河北已故老学究张大昌先生说："辛咸不合化可除滞积，大黄附子汤是也。一善治顽积偏痛，凡胸胁至腰者宜用之，一切痛，不论内外皆可用之。凡顽固偏僻兼挟之积，皆阴阳错杂，非常例所拘，附子与大黄为伍，所治皆非寻常之证"。唐朝崔元亮用此方治牙疼极灵妙，并治一切痛，不论内外，莫不捷效！我常加生石膏以治牙疼、面神经麻痹、三叉神经痛及脑血管意外，常与陈士铎的散偏汤合用。这里有两点需要注意：其一是附子大黄汤中有附片，这个附片有毒，中药的毒就是其治病的偏性，然在煮药时一定要先煮三小时，而且煮这个药一旦水烧开了就不能在加冷水，只能加开水，以防把次乌头碱重新变回乌头碱。一旦发现中毒就只能用防风黑豆煮水去解毒，或者快速送入医院解救，医之不可为也！历年来全国各地栽在这个附子上的医生、患者不胜枚举！其二是医之不可为而为之，这个大黄附子汤也的的确确是恶性肿瘤的克星，你把证审对了，也按照正确的方法去煮，按照正确的方法用量去服用了，天都不会负你，疗效是可靠的。当然也有许多病人他根本就不适合用这个，"要活挎，莫呆想"！做中医在古代都是一流的头脑，一流的学者啊，今世则不然了！可惜！

结胸证，胸膈高，
饮食难进半分毫，
自蜷卧，手紧握，
枳实理中可相交。
理中丸，用人参，
白术干姜枳实临，
甜甘草，白茯苓，
炼蜜为丸开水吞。

道医说："太阴亦有结胸症，与小陷胸汤（黄连、半夏、瓜蒌）为对待看法也，一为阳结胸，一为阴结胸"。此处用枳实理中汤（即理中汤加枳实、白茯苓）所治乃太阴结胸症，方出《太平惠民和剂局方》卷三。枳实要用一两，其他的各二两，磨粉为丸，鸡子黄大，每服一丸，热汤化下，连进二三付，不拘时服用。功能益气健脾，温中行气。治伤寒结胸欲绝，心膈高起，实满作痛，手不得近。我疏义至此，想起了几句诗，"当时明月在，曾照彩云归"，"无可奈何花落去，似曾相识燕归来"，"抬头欲作深深忆，却闻窗外风雨声"，20多年是一转眼的工夫，就是宋朝到现在也是一转眼的工夫，然地球上已物换星移！吾甚赞《和剂局方》之加减，亦赞道医选方的水平和眼光，面对当今时世西化的中医，无语！禁不住泪流满面，中医经不起这样糟蹋。这些人一听西医说炎症，他就开银花，一听感冒就是银翘，一听癌症就用半枝莲，白花蛇舌草……我大声疾呼：我们中医不是你那样的啊！要这样子下去，别人不灭你，你也会自己灭亡的！

少阴门

混沌证，有热寒，
混混沌沌忽要眠，
六脉细，闷恹恹，
寒用麻附汤的端。
麻附汤，和少阴，
麻黄去节又去根，
加附子，合细辛，
管教一服病自轻。

这一节是少阴病，表阴证，表虚寒，反发热。刚刚得了少阴表证，有寒有热，故道医曰"混沌症"，可这个症是热少寒多，病人卫气被郁，阳气不足，故"六脉细，闷恹恹"当用麻黄附子细辛汤。当今阳虚之人感冒了再去打点滴者，不避房帷而受风者，莫明其妙的腰弯不下来，喉咙痛，用清火药没有疗效的……此方证居多也！四川一老中医自从两千年后他什么病都是这个方子，看病的人络绎不绝，门前车水马龙，不是说这个中医他不会辨证！而是当今时世使然也！大量的寒凉下去，人又阳虚，再吹吹空调，好了，看似感冒啦，结果一摸他的脉却全是细细的或者根本就找不到，你问他，他还四肢关节酸楚难受，把初学医的实习生吓一跳，没脉啊，心里想是不是这人快不行啦！其实他这就是少阴证，因为他还能发热，还是可以治的。处方么就是这个麻附细辛汤，感冒了的，表药不得重用啊，每样2、3克，也不要煮太久，因为制附片2、3克，开水烫一烫都能吃，很方便，又省钱！然后不要吹风，弄一碗酸辣粉丝汤吃吃，当时出点汗就好，不出汗，也别急，你睡到天快亮时发现自己胸前的汗像毛毛雨，四肢也不酸楚啦。我当时就在想他为什么要在天快亮的四点多的寅时出汗？结果一想就想通了，"肺寅大卯胃辰根，脾巳心午小未中……"寅时肺正当令，是其王时，正气旺了，已经万事俱备，东风也来了，那就速战速决，来他个火烧赤壁，大捷而归！道医说："青城十四味（附子、干姜、大黄、木通、甘草、麻黄、细辛、天麻、羌活、白芷、藁本、川芎、蔓荆子、防风）就是由麻黄附子细辛汤合四逆汤合九味羌活汤而成，以通为补也"。峨眉临济宗弟子周潜川有六分散（麻黄2～3克，细辛2～3克，附子6～10克，干姜2克，酒军3克，甘草5克）量很轻，说是太大有心跳过速之虞，是十四味大发散之简化之方也，可与十四味同功。可用于治疗慢性肾炎，常服则身体健美，也可以治疗侏儒症。

虚烫证，邪转热，
横身上下似火焚，
虚元阳，细微脉，
猪苓黄连汤用得。
猪苓汤，有茯苓，
泽泻滑石阿胶停，
黄连汤，黄连芩，
芍药阿胶鸡蛋清。

本节讲的是"砂石堵道"的肾结石及泌尿系统感染的小便不通就用猪苓汤，一看这个"猪"字就知道它是北方的方子，猪为北方水属，管南方的病，元阳气化不足，郁而化火，小便滴溜刺痛。南方火，火的根却在北方"坎"中。还有就是少阴热化的失眠证治，用的是黄连阿胶鸡子黄汤，即《伤寒论》之第三百零三条"少阴病得之二三日以上，心中烦，不得卧，黄连阿胶汤主之"。这里道医为了押韵写成了鸡蛋清，是不正确的，且这个鸡蛋黄还一定要生服，不要一下子给放入那刚煮好的药汤中就熟啦，熟的喝了无效！鸡蛋清另有用途，蛋白与其他药物放置一处，则会变性，吸收药中有效成分，食之亦可治病。《寿世保元》中有尿泡鸡蛋治疗肺结核和支气管炎的叙述，朱良春国医大师他说这个能用。我没用过，但用过他另一个方子，就是蜂房（马蜂窝）研粉搅入鸡蛋内，摊鸡蛋饼，给那些气喘的病人吃，疗效可靠！把蜈蚣打粉，再把鸡蛋打个小孔，把粉子放一条蜈蚣的量，再摇一摇。然后蒸熟吃，治恶性肿瘤的早期或中期很有效，这个我用过！鸡蛋这个东西就很像浓缩了的太极（小宇宙），"天不满东南，地不满西北"，鸡蛋打破一头，总见有不满之处，古人常把鸡蛋做大补品，在物质匮乏的时代是很有道理的，话说溥仪当年就给他老师说"这东西好吃，就是太贵了"，他不知道宫中的伙食都是大总管包了的！另外这个黄连阿胶鸡子黄汤，治失眠很好，鸡蛋黄能浮在蛋的中央，所以以类取象，要用它把病人的一滴心血补回来，不是说用也可，不用也可的，而是必须！为什么会失眠？神是藏在血里的，当少阴病很重时，这一滴血就少了，这个心神就不能藏，浮游到了外面，心不藏神就失眠多梦烦躁！

在这里再补充一下上节讲到的黄连阿胶鸡子

黄汤，这个方子就是前面谈到的"朱鸟汤"，就是管离宫的方子，"四神之一"，是师爷张元凯先生考证的。他即是一代大儒！又是民国后不多的大医学家！他在二十几岁就被大林寺的霞峰大师赏为"青钱万选"（一万个青钱中只能选出这样子的一个），霞峰大师说完就入川啦！被钱名山许为"国士"，钱名山是谁？清朝的翰林院编修。张元凯先生退休后带教了一批响当当的学生，后来都成了共和国的栋梁之材。张元凯师爷他这个人最了不起之处是谙熟"内景"实证。他自己有一首诗说"为探经脉之真诠，魔火（入魔走火）十年终不倦。出入皮层神经节，浅深植物副交感。鼻衔难忍三年息，眼界漫存一小圈，内景经隧今到手，与君端倪对照看"。可参读张元凯先生所著《医刍融新》以更深刻地了解其人其学。

停水证，积水气，
小便赤涩大便利，
肚胀痛，喉呕逆，
咳嗽真武汤确的。
真武汤，附子热，
芍药茯苓姜白术，
五味辛，治咳嗽，
尿利除苓呕去附。

本节是少阴寒化证治之一，真武汤（玄武汤）证。《伤寒论》第三百一十六条"少阴病，二三日不已，至四五日，腹痛小便不利，四肢沉重疼痛，自下利者，此为有水气。其人或咳，或小便利，或下利，或呕者，真武汤主之"。结合这个条文就看得更明白。从最后一句就能知道道医于伤寒症有很深的造诣，药物之加减炉火纯青也。这个"玄武"是北方"水神"，"玄武"是"四神"命名汤方之一，此方居坎，可以治疗肾病，其治疗特点是有水证，以小便不利为要点。我曾在秦岭山的深处治一老太婆，腰下全是水肿，承道医指点用真武汤加了个叫"倒退牛"（学名蚁蛣）六只，一夜水肿消，制附片好像用了60克，煮三小时的。然终因其元气不支，一个月后又复发，另一个医生去开了商陆等药，几天后就去世啦！四神这个可以参《内证观察笔记》这本书，无名氏著。是人家内证的时候看见这四种神物的样子。四神方仅剩一个青龙汤了，后面应该有的。

厥阴门

古木证，口干渴，
浑身烧得莫奈何，
肚又痛，舌又木，
乌梅丸儿起沉疴。
乌梅丸，有细辛，
干姜黄连共人参，
附子柏，当归身，
桂枝川椒为丸吞。

古木症，厥阴风木之症也。《〈伤寒论〉师承课堂实录》："一切寒热错杂，气血升降失调的病，都离不开这个方义配伍，这个方子，其实治疗的病很多，凡是感觉病情复杂，寒热交错的病，感到无法下手辨证时候，都可以用它解决。"

辛卯年（2011 年）四月，赵某某，男，19 岁，因扁桃体炎引起睾丸炎，下阴肿如瓜，怕冷，高烧41℃，住入湖北十堰某大医院十八天，小腹痛，哭嚎不休，大便秘结，少腹青黑，结硬块，乃厥阴之症也，医院用冰块降其温，酒精擦其身，了无寸效！其家属寻至我处，以求诊治。我用五运六气诊断法先推了一下患者的出生时的时相（包含了出生时的气压、温度、湿度的信息），又推了推当年当月的五运六气病相，予以处方（下见），并嘱其观察是否能退热。处方：生白芍120克，金银花120克，当归10克，荔枝核30克，橘核30克，细辛30克（后下），乌梅28克，鳖甲30克，黑附片60克（先煎三小时），炙甘草10克，生姜30克，木通6克。水煮服用，两小时饮用一次，每次80毫升。

第二天凌晨，其家属告之我患者服药2付，热已退，腹疼硬结睾肿全消，遂出院。后继服我开的处方，以上的方子把乌梅加到38克，黑附片加到120克，再加木通10克，当归12克，橘叶6片。又开了两帖，服完后一切好转！唯睡醒后少腹有些许痛，又开了七帖善后方。处方：荔枝30克，橘核30克，鳖甲30克，细辛20克（后入），乌梅18克，黑附片30克（先入三小时），当归

12 克，吴茱萸 6 克，鸡内金 20 克，生山楂 20 克，炒麦芽 20 克，炒谷芽 20 克，仙灵脾 20 克，葫芦巴 30 克，补骨脂 30 克，菟丝子 30 克，枸杞 30 克，益智仁 30 克。七帖水煎服，每次服五十毫升。此方服完后，诸症消失，病人康复。此处就是用的乌梅汤的方意，将黄连黄柏易金银花加减而成，竟一次成功，令西医医生和患者都佩服得五体投地。临床应用需谨慎，莫照本宣科。上方处方量之大，皆应用"五运六气"诊断合理用药。

自痢证，浑身烧，
只想饮水怎开交，
不思食，舌长厚，
白头翁汤最为高。
头翁汤，最值钱，
白头老翁苦黄连，
秦皮炒，黄柏煎，
病人服后保安然。

白头翁汤证是治疗厥阴热化内陷的方子，在《皇汉医学》及各伤寒临床家那里此方治热痢是比比皆是。然该方用处绝不至此。周潜川说："白头翁可调整血运，使下焦脏器充血，血行良好，故活血补肾，治里急后重，妇科亦可用之，在八珍汤（人参、白术、茯苓、甘草、当归、川芎、白芍、熟地。）中加普通补肾药和少量白头翁，每副药用5克为引，即可延缓妇女子宫萎缩。此方中必须加麦冬、黄柏等清肾火剂，否则易生乳腺癌。"由此我推理可能用于男性的前列腺病亦有很好的疗效，就大胆地运用了一段时间，确实不错！总之都是调整血运，男女都可用。另外就是北京的祝谌予先生有一个药对："白头翁30克、钩藤30克"，可治帕金森氏病的手足震颤。我的经验是小柴胡汤再加上这一对对药再加上重楼以之治震颤和摇头风及眼跳、小孩鼻翼抽动都很好！白头翁是能进入血分的凉药，又能进入肝经，"诸风掉眩，皆属于肝"，总之，这些个病都是肝风内动！另外，要借这里顺便说一下道医领我采的一味草药翻白草，下部土里的根很肥壮，治痢也是一治一个准，它生长的土质同白头翁一样都是黑土地。这世界太奇妙，在蛇出没的地方就有蛇伤药，同一物，比如麻黄，枝发汗，根止汗。白果中毒，用白果壳烧灰可解，同样是黄芪，用三十克以上降压，用十几克升压，造物主的手是巧妙的，他的脑子无人能比，要不人类探索生命，探索动植，探索宇宙的脚步万年来从未停歇，我们要有一颗敬畏之心！

厥阴证，手冷冰，
阳气已消属纯阴；
身打颤，牙咬紧，
当归四逆汤最灵。
当归汤，芍药炒，
桂枝通花两相好，
北细辛，大红枣，
当归吴萸同甘草。

　　本节为厥阴病寒化证治，《伤寒论》第三百五十一条："手足厥寒，脉细欲绝者，当归四逆汤主之。若其人内有久寒者，宜当归四逆加吴茱萸生姜汤"。已经讲得很明了，现世伤寒临床医家用治闭经、痛经、冻疮血寒、手足冰冷等病案比比皆是，屡屡应手！当归四逆汤治现时代西医所说的雷诺氏综合征疗效可观！

隔经门

太阳证，如火燃，
头眩目疼鼻又干，
不出汗，不退寒，
柴葛解肌汤的端。
柴葛汤，草葛根，
白芷羌活苏黄芩，
柴滑石，芍桔梗，
姜枣为引煎水吞。

　　为谈清《伤寒论》这个传经，这里要多说几句。《石室秘录》卷之六数集"伤寒门"中雷公真君曰："伤寒两感，隔经相传，每每杀人。如第一日宜在太阳，第二日宜在阳明，第三日宜在少阳，第四日宜在太阴，第五日宜在少阴，第六日宜在厥阴，此顺经传也。"这就是说的此隔经门前面的六门（从太阳门…厥阴门）的东西都是顺经传。雷真君接着说："今第一日，太阳即传阳明，第二日阳明即传少阳，第三日少阳即传太阴，……此为过经传也。"这就是说此节隔经门的东西，雷真君他叫过经传。其实无论是过经传还是下一门的对经传总体上都叫隔经传。此节说的是"太阳症"即伤寒第一日太阳即传阳明，道医省言为"太阳症"，选用的是陶氏的柴葛解肌汤，此处方温清并用，侧重于辛凉清热；表里同治，侧重于疏泄透散。对治此"伤寒第一日太阳即传阳明症"的"如火燃"、"头眩目疼鼻又干"、"不出汗，不退寒"，就是所谓的临证之"抓主症"也。

明少证，鼻孔寒，
头痛咳嗽发热烈，
鼻流涕，阳气结，
柴升汤儿可用得。
柴升汤，葛升麻，
前胡柴胡芍药花，
芩荆芥，石膏加，
生姜淡豆病自瘥。

　　这一节谈的是伤寒第二日阳明即传少阳的"明少症"，方用柴胡升麻汤，治风邪外客，表不解的"鼻孔寒"、"头痛咳嗽"，里有热的"发热烈"。方以柴胡解少阳之表，如是则表邪无容足之地，表盛邪盛者内必郁而为热，热则伤阴，故以石膏、黄芩清其热，芍药甘草护其阴，桔梗能升能降，使内外不留余蕴耳，用姜枣者，亦不过借其和营卫、增津液，通表里而邪去下安也。

少阳证，时作呕，
头肋疼痛口又苦，
耳朵聋，寒热吐，
黄芩汤儿真有谱。
黄芩汤，四味药，
黄芩甘草与芍药，
加大枣，煎水喝，
病人服后灾难脱。

此节为伤寒第一日太阳即传少阳，这才是真正的隔经传，太阳与少阳之间隔了一个阳明，道医他这里省掉了第二日阳明即传太阴，第三日少阳即传少阴，第四日太阴即传厥阴，总体上只列了几个例式而已。这些都是隔一经的即传，下文"对经门"即隔两经的传法，正好是两两相对，故名之曰"对经门"。伤寒一日太阳即传少阳的"少阳症（太少症）"，道医选用黄芩汤治其"时作呕"、"头肋疼痛口又苦"、"耳朵聋，寒热吐"，他这里漏掉了一个很重要的症就是"自下利"，这个症是《伤寒论》所强调的，并言"若呕者，黄芩加半夏生姜汤主之"。

对经门

两太阳，头顶痛，
腹痛大热手足温，
口呕吐，下痢顷，
救经起死汤有灵。
起死汤，黄芩掸，
知母桂枝等石膏，
麻黄归，半青蒿，
茯苓厚朴当柴烧。

上文已经说过，这个对经门所要谈的症治，也都是隔经门范畴的东西，只是有些特殊，它是隔了两经就变成了两两相对，所以叫对经。伤寒第一日太阳即传太阴，中间隔了阳明、少阳。伤寒二日阳明即传少阴，中间隔了少阳、太阴。伤寒三日少阳即传厥阴，中间隔了太阴、少阴。此节两太阳（太阳太阴也），道医选用救经起死汤治疗，此方为丹道医家秘方，其特色是寒热并用，融麻黄汤、白虎汤、小柴胡汤之汤意于一炉。主治两太症之"头项痛"、"腹痛大热手足温"、"口呕吐，下痢顷"等症。

明阴证，不得眠，
头不痛，口苦干，
六脉细，热火煎，
回生汤儿保得全。
回生汤，要人参，
桂枝相伴知母亲，
白芍白，石膏明，
青蒿柴草长成林。

此节是明阴证（伤寒二日阳明即传少阴），方用回生汤，有桂枝汤、白虎汤、柴胡汤合方之意味，对治阳明即传少阴的症治，详情请参《石室秘录》。

阳阴证，耳朵聋，
肋痛口满烧的凶，
舌头木，痢长攻，
灵保饮子有神功。
灵保饮，柴防风，
葛根羌活草川芎，
细白芷，石膏冲，
葛根长在生地中。

阳阴证（伤寒三日少阳即传厥阴），道医选用灵保饮子治疗其"耳朵聋"、"肋痛口满烧的凶"、"舌头木，痢长攻"。这个灵保饮子真真是不简单的丹道秘方，临床上此类病也经常会碰到，我治疗了十几例，屡用屡效！此"灵保"之名不虚设也。

纯阳门

纯阳(毒)证,即发瘛,
　面赤牙黄如火燃,
　鼻流血,发狂癫,
　三黄石膏是灵丹。
三黄汤,膏为君,
　黄连黄柏共黄芩,
　黑栀子,白灯心,
　麻黄细茶姜枣吞。

纯阳,在张元凯先生《医刍融新》中言:"纯阳之体之说尚矣!吾尝论之。'有纯阳就有纯阴,纯阴与纯阳对。未有有纯阳而无纯阴者,阴阳二者,同出异名,太极生两仪,一分为二,转入后天。'下学而上达'通过后天存养,格致','人心格而天地现'西南得朋'二者还复合一'。后天干居西北,坤方西南;先天干南坤北。坤为太阴,西南得朋,地雷复。从后天返回先天。此时'莫之为而为,莫得而分之'。纯阳即是纯阴,纯阴即是纯阳。故道家以'寸阴未尽不得仙',谓后天之阴气未尽也,'纯阳未绝不得死',谓先天之残阳犹存也。之所以'七损八益',必调二者(阳左旋,阴右转,七损至九老阳,八益至六老阴)。夫所谓纯阳者,正是阳中有阴;纯阴者,正是阴中有阳;先天景象,男女异位而同是。胎儿吐纳,在太极中,此纯阳也,亦纯阴也;然后脱胎而出,如日月之初生,阴阳各别,而各有阴阳。坎居北,离居南。女子以阳数,一七、二七……七七数尽;男子以阴算,一八、二八……八八算促;犹一阳少阳、二阳阳明、三阳太阳;一阴厥阴、二阴少阴、三阴太阴,以生长化藏;而非亢阳、亡阳、格阳、戴阳;亡阴、独阴、死阴、结阴以生长壮老已之比。然后七八告尽,先天之真气漓矣!何有乎纯阳。"

本节为感受疫毒所致的一种病患,《金匮要略》"阳毒之为病,面赤斑斑如锦纹,咽喉痛,唾脓血",道医此处用的是三黄石膏汤,是在黄连解毒汤的基础上加入了石膏灯心麻黄细茶姜枣。

特别是麻黄一味，道医总用上几分，特别看重，伤寒血证禁用麻黄，道医说少用不为过，取"火郁发之"之意也。道医还说此方古名"火齐汤"。一语释破千古秘！

阳厥证，胸中满，
汗吐下后热更险，
大便结，小便短，
大柴胡汤或可缓。
大柴胡，用柴胡，
大黄半夏枳实扶，
黄芩姐，芍药姑，
姜枣为引同煎服。

本节少阳厥阴合病（感于寒），道医曰：柴胡辈，随虚实加减。此处范例是大柴胡汤。现代大量运用于胆囊病及胰腺病。胡希恕先生在《皇汉医学》启发下，将大柴胡汤合金匮桂枝茯苓丸合用治喘证的缓解期。经用效果可靠。道医他在急发期用的是小青龙汤合二陈汤合射干麻黄汤（这是寒证的用法），若化热，痰黄，就加石膏或者麻杏石甘汤。发热无汗，加大青龙汤。

三阳证，似火焚，
身重言语舌不仁，
头身痛，手足冰，
白虎汤儿救残生。
白虎汤，用石膏，
知母炙草共相交，
加桔梗，添半夏，
管教一服病自消。

本节是三阳合病，《伤寒论》第二百一十九条用白虎汤法以治阳明胃热炽盛为主。道医从之，虽此法为后世之师，然临证远不能令人满意，我常用陕西安康已故名宿叶锦文先生之"三阳合病一把抓法"，他遇此常将麻、桂、柴、白或者承气合为一方，巧妙化裁，每收桴鼓之效，名曰"一把抓"，诚为治伤寒三阳病之良法。叶老的弟子蒋泽霖治三阳证则用"柴葛解肌汤"，方见前隔经门，实质与叶老用意相同，药品大同小异。

纯阴门

阴毒证，手足冰，
上吐下泻食不吞，
头不痛，冷得很，
回阳救急要的紧。
回阳汤，要人参，
半夏姜桂术茯苓，
炮附子，五味陈，
甘草十味化帚英。

阴毒症，指感受疫毒所致的一类病，《金匮要略》："阴毒之为病，面目青，身疼如被杖，咽喉痛"。本节所述之阴毒似与《金匮要略》之阴毒有出入，渐存疑。方用回阳救急汤（人参、白术、茯苓、甘草、陈皮、半夏、干姜、肉桂、附子、五味子），为六君子汤加姜附桂五味子而成。其效如用扫帚扫去落花之迅捷，故名"化帚英"。从其用方测因，似由脾胃虚寒而又感受风寒之邪而成，我遇到不少小儿大冬天冒着风寒雾去上学，不到中午就上吐下泻，浑身冰凉，但头不痛，悉投此方，无不中壶！

阴厥证，身寒凉，
腹中疼痛只喊娘，
口不渴，痢标枪，
四逆汤儿阴转阳。
四逆汤，二两甘，
生附五钱去皮尖，
姜一两，共同煎，
管教一服病自安。

阴厥症，为厥证之一，指阳亏精损致四肢厥逆之证。《医林绳墨》："阴厥者，因其纵欲太过，阳亏于内，精损于外，邪气偶入，阳衰精竭，不能荣养，反被克伐，脏腑生寒而发厥也。其症始得之，身冷脉沉，四肢厥逆，屈足倦卧，唇口青黑或自利不渴，小便清白，是其候也。治宜理中汤，四逆汤之类"。《医林绳墨》中漏掉了一个很重要的一个症状，就是肚腹疼痛，曾见道医三十年前处理过一例阴厥症，村中一猎夫，风雪冒寒归，酒后又不避房帏，口又干，即饮床头冷绿茶一杯，遂成阴厥之证，腹痛打滚，四肢厥，蜷卧于床一侧，且伴阵阵阴缩，道医用大艾灸其关元穴，神阙穴，继用四逆理中汤一剂回阳，始发热，再开了一剂麻附细辛汤，病人尽剂完好如初，此病民间呼之"夹阴伤寒"。"夹阴伤寒"（阴厥症）是会死人的。这个药方用量很考究，是本书为数不多给出量的方子，其用甘草、生姜量大于附子几倍，为什么？就怕你个冒失鬼不煮三小时，这两个能把附子的毒性成倍减弱，规避用药风险啊！另外要说明一下，本书中有若干个"三两三"，什么是"三两三"呢？你可以去百度一下，这里就不说了。

三阴证，身腹痛，
内寒外热下痢清；
面吼呕，手自冰，
参附四逆救残生。
参附汤，有芍药，
人参甘草一处着，
桔梗杆，干姜砣，
生附为君可救脱。

吼呕者，大声地呕，声响亮地呕吐。桔梗杆，干姜砣。这里是为了助字，并非桔梗用杆。此之阴证，里寒外热，呕吐下痢清谷，道医之方是由人参、附子、芍药、桔梗、干姜、甘草组成。融有参附汤，芍药甘草汤，桔梗甘草汤意，我用时常在上方加入炒白术，这倒不是画蛇添足，是我运用经验总结，能缩短治疗时间，一味炒白术之加，中焦也就有了着落点。

发黄门

火黄证，周身黄；
眼珠如火颜发狂，
脉洪数，热如汤，
三黄石膏是良方。
三黄汤，石膏贝，
麻黄雀儿豆豉吞，
有黄柏，掸黄芩，
栀子黄连细茶烹。
土黄证，属胆经，
头目疼痛色如金，
大便结，小便浑，
茵陈退黄散有灵。
茵陈散，用厚朴，
枳实大黄大芍药，
茵陈苍，山栀配，
苓姜灯心引的确。
水黄证，便如脓，
浑身色黄如古铜；
面黄肿，眼黄朦，
加味退黄有神功。
退黄散，掸黄芩，
栀子龙胆嫩茵陈，
滑石板，升麻林，
连通柴草柏用心。

　　将黄症分为火黄、土黄、水黄实是一大创新，令人耳目一新，古人只有阳黄、阴黄、萎黄之说。本节火黄症，其特点是眼珠如火，周身发黄，用三黄石膏汤（麻黄、石膏、豆豉、黄连、黄芩、黄柏、栀子、茶叶），内含越婢汤，黄连解毒汤，以祛湿热、热毒而退黄。道医说："越婢加术汤祛湿第一方，……"土黄症，其特点是"头目疼痛色如金"，此处用茵陈退黄散（茵陈、大黄、山栀子、厚朴、枳实、苍术、茯苓、生姜、灯心草），是由茵陈蒿汤合小承气汤加苍术生姜灯心草而成，不但给邪毒从小便排的出路，且让大便也开放排毒，简直妙不可言啊！还再一次体现了中医治法之"脑就是肠"这一思想，因为土黄症有头目疼痛，当我们肠很空的时候脑就非常清醒，所以考试的时候最好不吃早饭。丹道医学治水肿和治湿证一般都配有小承气汤，且特名之曰"顺气汤"。水黄症，其诊断特点是"便如脓，浑身色黄如古铜"，他用的是加味退黄散（黄连、黄芩、黄柏、栀子、龙胆草、滑石、升麻、木通、柴胡、甘草），为黄连解毒汤、龙胆泻肝汤、六一散方意而拟方。说到黄症，谈谈过去一个专治这个的老医生，他那个方是秘方啊，20世纪70～80年代红得发紫，每当种小麦的霜降节前后他就采药去了，立冬他就回来了，把采回来的药都磨成粉，让病人加酒饮用。其实他用的就是"小麦苗"磨的粉，这倒不是他说的，是我自己悟自己实践而得之。

发癍门

癍阑证，血热蒸，
浑身斑点如锦纹，
或耳聋，或足冰，
癍消青黛饮为高。
青黛饮，石膏寨，
栀子玄参知母拜，
犀角参，要青黛，
柴草黄连生地买。

青黛饮（石膏、知母、甘草、栀子、玄参、犀角、生地、柴胡、黄连、青黛）为道医治血热阳毒发癍之专方，是取白虎汤、黄连解毒汤、犀角地黄汤意而成。这个方子治病就以"血热蒸"、"浑身斑点如锦纹"、"耳聋、足冰"为依据，总之就在卫气营血辨证的气血分之间。

心癍证，遍身空，
赤斑红点心窝中，
热在内，死证凶，
起斑灵丹有奇功。
起斑丹，开天花，
玄参荆芥黛升麻，
参茯神，归仙家，
连苦草甜任随他。

这个方是道医治心癍症的经验方，癍见于心窝是很凶险的，他就用这个起斑灵丹（天花粉、玄参、荆芥、青黛、升麻、党参、茯神、当归、黄连、甘草）屡起沉疴，虽然我们医生甚至一生中难得一见这种病，但我们要懂得它的病机、它的治疗方法。

身瘟证，表里热，
口燥咽干渴不歇，
错言语，吐衄血，
黄连解毒汤用的。
解毒汤，是妙门，
栀子去孝黄连亲，
黄柏父，掸黄芩，
火证斑消自有灵。

本节火瘟症，方用《外台秘要》黄连解毒汤（黄连、黄芩、黄柏、栀子）。我觉得原文中有"表里热"三字，似乎用刘完素的防风通圣丸更贴近临床，因为防风通圣解表通里，此方中用药又有上病下求之意在焉，大黄一通泻，有如釜底抽薪，以泻代清也。民间所谓"有病无病，防风通圣"，所以这个通圣汤，更适合现代的"青春痘"、"风疹块（荨麻疹）"。我用之得心应手，治愈在校学生无数，他们老师拖课，可怜的十分钟课间休息都没了，于是就习惯性便秘了，久了就生痘及荨麻疹。当然，这个荨麻疹也有可能是吃了含激素的饲料养的动物肉食引起的，那你给他治疗时就加两味药，芦根和苏叶，这两个药解鱼虾螃蟹海鲜毒，苏叶一般用量不超过 4 克，它有肾毒性，用多了可引起肾衰，但你用 4 克是安全的。且 4 克苏叶单独泡茶饮，用于妊娠呕吐很有效果。大家不妨试用。

阴阳门

似阳证，热炎炎，
六脉沉细口不干，
头不疼，心中烦，
真武汤儿是灵丹。
真武汤，芍药魁，
茯苓白术甘草随，
生附子，炮红炭，
生姜为引总相宜。

　　本节述阴证似阳之"真寒假热证"。表象"热炎炎"而"心中烦"，脉象却是沉细的虚寒证之脉，还"口不干"，于是人家汪祖师爷就"舍症从脉"，用了《伤寒论》的名方真武汤（即四神汤的北方水神玄武汤）。

似阴证，太阳脉，
头痛发热一般说，
反自利，又烦热，
竹叶石膏汤用得。
石膏汤，有人参，
石膏甘草半夏临，
麦门冬，要去心，
生姜为引病回春。

本节叙述阳极似阴的"真热假寒证"，症有自利，而脉象却为浮大而洪的太阳阳明脉，"舍症从脉"用了伤寒名方竹叶石膏汤，这个方子的组合很妙，《普济本事方》的麦门冬散就是从此方套出，去掉了石膏、竹叶等清气分热的药，以治小儿脉数的呕吐。

阳阴证，热得很，
面赤烦躁想坐井，
脉沉迟，忌凉饮，
请用回阳返其本。
返本汤，陈皮红，
甘草肉桂与天雄，
五味子，麦门冬，
干姜陈茶病自松。

本节这个"阳阴"二字要注意！这里面起码隐含这一节所谈的病不是"戴阳证"，戴阳证是真寒于内逼阳于外的险证，人马上要虚脱啦！要用参附汤，牡蛎之属难以救脱。这些都是道医的经验之谈。他说这里说的是阴阳二证混杂的病症，是阴大于阳的，所以用了四逆汤合生脉饮汤意，用自拟的回阳返本汤（天雄、肉桂、陈皮、五味子、麦冬、干姜、甘草、茶叶）。以上是丹道医学"舍证从脉"，下面顺便谈谈丹道医学"舍脉从证"的治法以广见闻，治"偏头痛"直用"散偏汤"，头顶痛用"逍遥汤加藁本、川芎"，面瘫用"八珍汤加桃仁、红花、升麻"，亦可用之治面神经痉挛，虎口鱼际肌肉萎缩等。手臂麻如针刺久治不愈用十全大补汤加红花、苍术、茯苓、二活和柴麻，不一而足！

刚柔门

刚痓证，汗不漏，
脚弹手舞头身摇，
目直视，口舌焦，
请用如神散一包。
如神散，用当归，
白芷陈皮柴草堆，
芍药红，羌活飞，
川芎同煎效如雷。

　　刚痓出自《金匮·痓湿暍病篇》，"太阳病，发热无汗，反恶寒者，名曰刚痓"。道医给出的方子是如神散（当归、白芍、川芎、白芷、柴胡、羌活、陈皮、甘草）。方为自拟方，用四物汤去掉至阴的熟地，加白芷、柴胡、羌活等风药组成。四物中的川芎也是风药之属，在孙曼之那里，他有八风之用，两个组合，三个组合……总之就是二活，二胡，芎芷苍防这些中药在具体病症上的不同组合，不同的功效，不同的运用。

柔痉证，汗长飙，
足弹手舞头撑摇，
外感邪，内伤痨，
白术汤儿可能疗。
白术汤，陈麻青，
黄连黄柏归人参，
草二术，柴双苓，
升萸曲蔻厚杏仁。

柔痉出自《金匮·痉湿暍病篇》，"太阳病，发热汗出，而不恶寒，名曰柔痉。"这个柔痉，发热汗出，不恶寒，全身软绵绵的，有的还会发出那种咽气声，可长达一二天，不送医就医，肯定完蛋。我见过一例，道医他用经验方白术汤（白术、黄连、黄柏、人参、桂枝、苍术、柴胡、猪苓、茯苓、麻黄、升麻、山萸肉、神曲、白豆蔻、川朴、杏仁、青皮、陈皮、甘草），共用药十九味，方虽大，然大而不乱，融麻桂各半汤、平胃散、异功散、五苓散、柴胡汤、黄连解毒汤、来复汤、还魂汤意于一罐。这种方意是很高明的，如果有人看过那个《十年一剑全息汤》就发现同这里用的方子有些雷同，这种办法就是治三焦（上焦、中焦、下焦）法。病人已经"溃溃乎若坏都"，过去有些老医生，他凭自己的悟性也能证到这一层，很了不起！

刚柔证，面红阳，
足弹手舞项硬强，
口舌噤，背反张，
如望饮子保安康。
如望饮，乌药羌，
半夏黄芩芎芷防，
柴胡草，芍药当，
柔加桂附刚麻苍。

刚柔症，是介于刚柔之间的一类痉病，道医用的是自己的经验方如望饮子（柴胡、半夏、黄芩、当归、川芎、芍药、白芷、防风、羌活、台乌、甘草），是小柴胡汤四物汤意加风药而成，道医最后一句反映了他治病的功底非常不一般，"柔加桂附刚麻苍"，很贴切！

类寒门

类寒证，内伤寒，
头痛发热气喘痰，
心迷闷，口流涎，
神不守舍导痰丸。
导痰丸，瓜蒌仁，
白术黄夏平陈苓，
平胃散，药不多，
川朴橘红苍草临。

类寒症者，加一"类"字，就不是真正意义上的寒症啦，形似伤寒，而实则有发热，气喘，痰塞。此处道医用的是导痰丸（瓜蒌、黄连、半夏、茯苓、陈皮、川朴、苍术、甘草）。我们先把这个方子分解一下，实质是由小陷胸汤、二陈汤、平胃散三方并成；小陷胸汤治上焦有热的小结胸症，亦为丹道医学消痰之圣药；二陈汤化痰，平胃散治寒湿胃胀；这样逆推回去就对病机看得更清楚，他这个类寒症就是因为上焦有热小结胸，又有痰塞而迷糊，神不守舍，气喘，胃胀不适。所以就组合出这样一个方子，是恰到好处的。

食积证，类伤寒，
头痛发热看一般，
身不痛，分北南，
加味调中饮的端。
调中饮，苍白术，
陈皮厚朴楂枳实，
姜枣草，唱神曲，
黄连甘草甜苦处。

本节之食积症颇类似于当今时代之胃肠型感冒。"分北南"怎样理解呢？他是告诉你，这个同前面刚讲的那个类伤寒不同，上面那个不分北南，是痰引起的神志不清，这一个它是食积引起的，胃有些胀，道医他用加味调中饮（川朴、陈皮、白术、苍术、甘草、山楂、枳实、神曲、黄连），是平胃散加味而成。平胃散出自《太平圣惠和剂局方》，这个方子很了不起，作用太好，引起历代医家重视，《医学传心录》《新锲官版加减十三方》都用它为基础方进行不同的加减以应对五花八门的病症，我统计了一下，有几十种之多，名方有柴平汤、桂平汤、胃苓汤等。

脚气证，也发热，
痛头痛身痛肢节，
脚酸软，难转侧，
加减续命汤用得。
续命汤，桂枝麻，
防风吹开芍药花，
草二术，羌活扒，
川芎防己又防他。

　　本节述脚气症，此"脚气"非今人所述之"香港脚"也，古名"缓风，壅疾，又称脚弱"，因外感湿邪风毒，或饮食厚味所伤，积湿生热，流注腿脚而成。其症先见腿脚麻木，酸痛，软弱无力，或挛急，或肿胀，或萎枯，或发热，进而入腹攻心，小腹不仁，言语错乱等。常用方剂有鸡鸣散、济生槟榔汤、防己饮等。道医用的是加减续命汤，即《备急千金要方》卷八之小续命汤去人参、黄芩、杏仁、附子、生姜加苍白二术及羌活而成方（麻黄、桂枝、防风、白芍、苍术、白术、羌活、川芎、防己）。我遇到过两例，一是夏天该患者走得很热，为降温，他把脚伸入河里，脚腿就肿了。还有一例是夏天很热，突然下大雨，该患者无处躲避，就在雨地里走，后来一只脚就萎软不能着地，道医都是用此方治愈。不过这两例都是初期的，还没有到脚气冲心的严重阶段。

调理门

迷魂证，神昏沉，
寒病瘥后又热蒸，
多言语，少气津，
柴胡百合汤有灵。
百合汤，龟甲壳，
知母掸芩招百合，
白茯苓，红芍药，
甘草人参柴胡酌。

本节述伤寒病后，余热未解，百脉未和，或因汗后伤津致燥，或因病轻早犯房帷，道医选用《金匮要略》之百合知母汤合四君子汤、柴胡汤化裁为柴胡百合汤（柴胡、黄芩、百合、知母、人参、茯苓、甘草、白芍、龟板），以枢转清热养阴也。调理门这三小节都在谈病后调理问题，未病要先防，病后要调理，大多数患者容易走入误区，把重点放在医生治疗上，他本没有重视养生，生了病在能忍耐时还一拖再拖，看医生时本已很重，还要求医生能立竿见影，病的来路就是病的去路，按道理从发现不适那一刻起这个病生长了多长时间，治疗亦然需要那么长时间，病一好转多数就不再看医生了，这样很不好，一是容易发，二是再发也难治。我真心地希望患者能去读一读《扁鹊见蔡桓侯》，先明"未病先防"，再读读《医学心悟——医中百误歌》，程国彭不单说了医家之误，还谈了病家误，药中误，旁人误。一股脑儿地全推在医生身上，医生难担其过也。你不直说、不相信、善怒多思多言，不戒口、不戒慎……华佗活着又若奈尔何？

劳复证，病好后，
气血未足犯淫欲，
热冲心，阴缩肚，
逍遥汤儿可能救。
逍遥汤、竹青园，
母时犀角登黄连，
滑生草，胡地眠，
男女交裆灰一钱。

伤寒新愈，起居劳作，因而复病，谓之劳复……男女交接，复而自病，谓之房劳复。此处正是房劳复，《医宗金鉴》曰"男以六味丸主之，女以四物汤主之，随证加减治之可也"。道医他用的是逍遥丸，此逍遥非我们常用的中成药之逍遥丸也，是道医自拟方，当由竹青皮、知母、犀角、黄连、滑石、柴胡、生地、甘草及烧裈散组成，有犀角地黄汤、柴胡汤、百合知母汤、六一散的汤意在里面。烧裈散这个药道医还是用的，我亲见其验，毕竟从仲景到现在已经用了两千多年了！

虚弱证，病已好，
精好神亏气不饱，
时寒热，时痛脑，
益气养神汤可保。
养神丹，升麻参，
知母栀子守麦冬，
芍药女，路茯神，
前胡陈草当香焚。

本节述病后神气不足，道医他用丹道医学的第三境的治法，从"神"的层面来调理，"炼精化气，炼气化神，炼神还虚"、"神不神，客在门"，"天有三宝日月星，人有三宝精气神"，从神的层面调理，能收事半功倍的效果！他用的是丹道精华方——养神汤（红参、麦冬、茯神、升麻、陈皮、知母、山栀子、前胡、甘草），内含生脉饮、补中益气汤、栀子豉汤之意。实调理之妙方，大病初愈之神丹，我识练有年，屡收佳话。

中风门

哑风证，不言语，
半身不遂肢难举，
口眼㖞，筋急舞，
小续命汤真可取。
续命汤，杏仁参，
防风防己黄芩共，
桂枝姐，附子生，
芍药麻黄姜枣吞。

道医用简捷明快的症候分类法把中风分成哑风症及下文的癫风症和瘫痪症，让读者一看即明白。"症状辨治"是青城、峨眉、武当丹道医学最普通而又最经常用的辨治法。道医说不辨之辨好使，虽然疾病的症状通常都是多个存在，但其中必有较突出的主要症状。另一方面，病人的主诉多是表达他最觉痛苦之处，因此，这较突出的主诉之症，一般都是疾病中矛盾的主要方面，可见症状是有可取之处的，对复杂的难以识别之疾病，道医的望诊神术和"遍诊法"也是两大特色。本节就是以"哑风症"命名的一种中风，用的是续命汤（麻黄、桂枝、附子、人参、杏仁、防风、防己、黄芩、芍药、生姜、大枣、甘草），是《备急千金要方》卷八的续命汤去川芎，主治中风垂危，身体缓急，口眼涡斜，舌强不能言语，神情闷乱。此外，道医有艾灸风扉穴 5~7 壮的中风辅助疗法，穴在中脘穴下 0.5 寸一穴，左右旁开 1.5 寸各一穴，共三穴。

癫风证，多火痰，
四肢烦重心恶寒，
手乱舞，口胡言，
请用黑侯散值钱。
黑侯散，牡蛎加，
桂枝白术戴菊花，
人参矾，茯结他，
当川干细防风华。

此为中风之一种，读者不可误为癫痫病，在后边道医有癫狂门、五痫门，从其症可区分，着重在"四肢烦重心恶寒"一句，应细加辨认。道医用的是黑侯散（人参、白术、茯苓、当归、川芎、干姜、桂枝、白矾、防风、菊花、细辛、生牡蛎），与《局方》黑神散不同，此类方乍看似不伦不类的，实疗效确切，要理解这类方用药思想之起源，《千金》、《局方》、《普济本事方》应为其渊薮。汉普以降，唐宋普及，元明繁盛，清时改辙，不知其因也。

瘫痪证，脚手麻，
半身不遂也是它，
惊痫疯，脚肿爪，
风引汤儿可能保。
风引汤，用大黄，
龙骨牡蛎甘草姜，
桂枝姐，柴英郎，
赤白二脂臣膏帮。

　　本节主要讲的是风中经络。风引汤（大黄、干姜、龙骨各200克，桂枝150克，甘草、牡蛎各100克，寒水石、滑石、赤白石、脂紫石、英石膏各300克，为粗末，取三指撮，井花水煎服），功用清热熄风，镇惊安神。道医说半身不遂有痰，阴证，阳气将尽，牙关紧，脉弱身凉者，用青州白丸子（生南星、生半夏、生附片，姜共久煎两个时辰），可救急，有斩将夺关之能，不可用安宫牛黄等。后世对中风这个病，治愈的少，我在二十几岁的时候临床少，见这类病就心里发怵，就很谦恭地去向我们当地的三位老先生求教，一位叫陈世顺，一位叫张元智，还有一位叫胡兴义，他们的回答相同——用大小续命汤、风引汤。所以老医之话不可不闻！后来在抢救了多例中风患者，都能达到基本正常走路的效果，他们功不可没也！一旦正常走路，如果没有力，就可以用王清任《医林改错》中那个补阳还五汤！黄芪要用120克才有效，但要注意，这个黄芪量大易引起腹胀，且这个腹胀一般的消胀药没有用，就只有陈皮是专利。要记牢靠！

热风门

糜风证，体不收，
不言不语不知羞，
不知痛，面肿浮，
续性汤儿不可无。
续性汤，用麻黄，
桂枝姐姐嫁杏郎，
人参疏，有姜娘，
草芎说话石膏当。

　　本节之糜风症，当代很少见，西医可能会归
入精神类疾病范畴。道医用续性汤（麻黄、桂
枝、杏仁、人参、川芎、石膏、生姜、甘草），
出自道医经验自创方。是由麻黄汤、麻杏石甘汤、
大青龙汤化裁加人参、川芎两味药。为辛温与辛
寒配伍之典范，伤寒六经之药相配都有其二重性，
如辛温与苦寒相配，代表方剂如桂枝加大黄汤，
治肝脾肿大，胰腺炎或胰腺癌等。解表就有养阴
解表和扶阳解表，扶阳解表代表方如桂枝加附子
汤。道医他这个"续性汤"其着眼点就在"性"
字上，不可草草看过，丹道医学兴阳就是救命，
性回来了，命就回来了，乃后天返先天，性和命
分之则二，合之则一。

热风证，便不通，
腹中胀满往后攻，
口南北，手西东，
三化汤儿有奇功。
三化汤，方的确，
酒煮大黄煨羌活，
各二钱，加枳壳，
浓煎一碗病人喝。

　　本节热风症，治疗用釜底抽薪法，用的是三化汤，治所有的病都是生化法，非独此热风病也，不生者生生，不化者化化，药物只是一种引导，真正的治愈还要靠人体强大的体功自愈功能！不然为何有"元气已绝，命该休也"一说，老天爷给每个人的元气各不相同，有限的元气，怎么用，这个把握在自己手中，气功师他就是把呼吸变的绵软而深长，充分利用腹式呼吸以延年益寿，不然为何有"至人深在踵，凡夫浅在喉"一说呢？临床上中风之复中这个热风症较多，本中过风的患者，因感冒发高热再中者多有腹满、昏迷、大便闭而不通。2003 年秋，我在陕西安康早阳乡曾治愈一例中风复中的闭证患者，病人住在医院里打点滴已三天，下了病危通知书。家属一慌，听了亲友的介绍，要求我去住院的医院诊查一下。我查了脉（脉如釜沸），按了腹（腹硬如额），就主张给患者先用安宫牛黄丸，加其针剂清开灵开其窍，待神稍清，就用了此三化汤一剂，一时间腹里咕咕有声，后拉出硬球状大便十几枚，当即饥饿难忍，食粥两碗，自己下楼去医院的草坪上晒太阳去啦。道医此处的三化汤出自《素问病机气宜保命集》卷中的"三化汤"同名方，原方是小承气汤加羌活，此处道医又把它里面的川朴给拿掉了。他认为在此病大黄就兼有川朴的功用，治病药越纯正效果越好！

噤风证，中风多，
口噤不食怎奈何，
或单燥，或双蛾，
稀涎散儿起沉疴。
稀涎散，有威灵，
巴豆六粒两半分，
牙皂切，明矾烹，
同煎矾枯汤灯心。

此稀涎散为救命丹，我21岁那年，在秦南已有医名，当时邻县旬阳文雅有一木匠的妻子患了噤风症，家属寻至我处，于路途中遇见患者，病人角弓反张，牙齿紧咬，两眼上翻。我从人家家里速讨白矾一小块，猪牙皂角一个，共捣细粉5克左右，让打出一桶井水，舀了一碗，把药放入碗中，调了调，用酸醋擦拭患者牙关令开，垫一筷子于上下牙之间，缓缓地灌进病人的口中，约过了五分钟，病人恢复了神志，目珠开始灵光，能言！随后用六君子汤调理而安。我因仓促之间没有巴豆，但也治好了病人。白矾这个东西是一味好药，加上皂角就是开关散，能急救！谁说中医是慢郎中呢？过去的人服了砒霜，中毒啦，就要用明矾水去解毒救命，民国苏州某中医甲为了得到中医乙的这个解砒霜毒秘方，不惜以生命为代价，他把中医乙请到家里，在两人共饮的酒中放入砒霜，刚喝两三杯，甲中医就对乙中医大喊，我们都中砒霜毒啦！快拿解药来，情急中，甲医大喊快拿明矾，快拿水，从此这张方子就不再是个秘密！所以，大家要珍惜，我为了同道医学这个同样付出了代价的。还有明矾同郁金打粉泛丸，就是治精神病的名方白金丸，教材上没有的。

寒风门

脱风证，有四宗，
荣卫脾肾一般同，
元气虚，命微终，
参附汤儿一二盅。
参附汤，人参附，
脾脱人参换白术，
卫黄芪，荣归具，
肾脱用参可纳受。

　　此节叙述脱风症包括了荣、卫、脾、肾四类，荣脱参附汤加当归，卫脱参附汤加黄芪，脾脱参附汤去参加白术变化成术附汤，肾脱参附汤原方。道医用这么小的方子却有四种了不起的变换，令人叫绝，从这里可以看出《伤寒论》的方子是多么的严谨，一味之变，其方向就变啦！所以李阳波先生他说开方子就是开方向、开时间，不是乱开的！

寒风证，四肢冷，
寒风冲撞只是病，
牙咬紧，痰涎涌，
请君端用三生饮。
三生饮，有木香，
乌头附子生用强，
生南星，与生姜，
虚加人参共煎汤。

方出《和剂局方》卷一，主治卒中，昏不知人，口眼涡斜，半身不遂，痰气上壅，咽喉作声，或六脉沉伏，或指下浮盛，兼治痰厥、气厥、气虚眩晕。这个方——三生饮，方中乌头、附子、南星都是剧毒的东西，要注意！人家说三生饮，别误解就是生用！而是没有炮制的，但一定要煮两个时辰，一时辰两小时，两个时辰就是四小时，而且水开后就不准再加凉水，只能加开水，还要水沸腾后开始计时，这里特别再加强调！

痰风证，痰涎噎，
喉中出气如鸦声，
或头摆，或手伸，
我有妙方名二陈。
二陈汤，有陈皮，
茯苓半夏炙草宜，
加二术，金竹沥，
姜汁竹茹一同推。

二陈汤出自《和剂局方》，这绝不是一张可用不可用的方子。在江南多水多湿的这个地方，医生治病用上它就有事半功倍的效果。我的老师程知惜先生用得非常好，还有南京民国首席名医张简斋，他的别号就叫"老二陈"，他几乎每个方子都内含二陈汤，他们充分把握了疾病的地域性。这个二陈汤再加上芡实、柏子仁、白芍、黑芝麻就是理痰汤，如果用二陈汤治痰疗效不持久，那就选用这个理痰汤，它能把深部的痰打理的干干净净，这个我亲自用过，疗效真的很好！

类风门

类风证，虚火炎，
命门相火不归源，
足难走，口难言，
地黄饮子保安然。
地黄饮，茯苓地，
山萸远志合巴戟，
菖苁蓉，麦五味，
附子石斛共肉桂。

本节道医之类风症就是《黄帝素问宣明方论》中的喑痱证。舌强不能言，足废不能用，口干不欲饮，脉沉细弱，病因是下元虚衰，虚阳上浮，痰随之上泛，堵塞窍道所致。道医选用地黄饮子治疗，乃是正治！正如教材上方剂歌说的"地黄饮子山萸斛，麦味菖蒲远志茯，苁蓉桂附巴戟天……喑厥风痱能治之，火归水中水生木"。这里面的用药很考究，地黄、肉苁蓉、石斛、麦冬补真阴，即补"水"。巴戟、桂、附补水中之火，五味子、山萸肉补肝木，石菖蒲最是用药之眼目，它把上焦的火一下子给降入海底"命门"那个地方，然后再把它升起来，这种功能可不简单哦！远志这个药也是一箭双雕的，它能复患者的神志，另外还能把痰给化掉，还能止风痱症腿部那个痛。这个刘完素是什么人？金元四大家之一，他同别人不同之处不是他学医学的庞杂，知识丰富，而是五十岁时遇明师，一个内证高人！从此他"敲开玉节才见方外天"，"凡骨投入仙胎"。这是他书中的原话，看来学中医成熟后，都得"通玄"，只有通玄了心才会明！

虚风证，骨头烧，
劳役饥饱过度交，
伤元气，损精膏，
补中益气汤为高。
益气汤，首黄芪，
人参白术共当归，
升麻草，柴陈皮，
姜枣为饮久服宜。

　　虚风症，他按内伤治疗，用的是补中益气汤，补中益气汤在金元时代被同样划入风症方，是一个有趣的现象，看了李东桓的写的东西你就会明白！不过我运用这个方会加上一味药——山萸肉，用之以防阳气拔根，用它有来复汤的意思，保定下元，以防虚脱！他本来就"过度交"、"伤元气"、"损精膏"，这补中益气汤往上一提，难保就虚脱，所以要这样万无一失才心里踏实，医学容不得半点冒险精神。

痹风证，手不仁，
周身关节多痛疼，
走路掣，麻木纶，
附子散儿叫得灵。
附子散，附麻黄，
人参出阵跨羚羊，
姜肉桂，细辛防，
川芎竹沥姜汁汤。

这一节叙述痹风症，方用附子散，实质是麻黄附子细辛汤加味而成，青城十四味大发散就是由麻附细辛汤演化而成。此处多了一味熄风止痉神药羚羊角，而青城十四味大发散里面加了一味凉药是大黄，有异曲同工之妙。现在这个羚羊角不能用了，羚羊是珍稀动物，国家一级保护动物，我们可以用别的，没有市场就没有不法分子盗猎，作为医家更应慈悲为怀！

湿风门

湿风证，麻不仁，
两足无力屈难伸，
筋骨冷，腰膝痛，
独活寄生有威灵。
寄生汤，细辛防，
独桑寄生当地黄，
茯苓短，甘草长，
桂艽当牛桂心良。

独活寄生汤方出自《备急千金要方》，其功用是止痹痛，补肝肾，益气血。临床运用相当广泛，已有千年以上的运用效果，但有人说没有用，这里要指出的是我老乡古道瘦马王幸福，他认为要把独活用到45克才能生效！然有胃病的人恐怕要慎之，我的经验是合用《验方新编》中的"四神煎"（黄芪、川牛膝、远志、石斛、金银花或者忍冬藤），还要加续断地鳖虫，用之治锥间退行性病变伴坐骨神经痛还要再加肾着汤（苓姜术甘），每每中壶！

痰涎证，起痰涎，
喉中扯锯声显然，
不省少，昏沉眠，
星香散儿保安然。
星香散，药不多，
胆制南星定口渴，
广木香，细磨礚，
生姜煎汤起沉疴。

星香散为道医经验方，由胆南星、广木香、生姜三味组成，功用：理气化痰。我用这个方治以上症会加入石菖蒲、郁金，有时还加入三子养亲汤。

抽扯证，脚手弹，
口眼㖞斜直上翻，
左右急，上下难，
舒筋散儿值金钱。
舒筋散，用当归，
玄胡肉桂共一堆，
各二钱，姜引催，
管教服后风吹灰。

　　本节之抽扯证乃血脉受湿邪，故有左急右缓之见症，左属血，右属气，这是中医理论千古永不变的教条。舒筋散方源于《世医得效方》，又名舒筋三圣散，由延胡索、官桂、当归各等分为末，每服二钱，食前温酒调下。还能治血滞腰痛及闪挫，并治寒腿痛，可加入怀牛膝、桃仁、续断，《证治准绳》亦有本方，但比此方多了羌活、芍药两味药。这个方我多用于江南人所谓的"吊筋疼"，虽然祖师爷没到过江南，但他把这个证编入湿风门，说明他知道这个病与湿有关。

杂风门

杂风证，有妙药，
两感外伤用得着，
闭二便，疭手脚，
防风通，八面活。
通圣散，防荆翘，
薄荷梗滑求当膏，
麻黄草，芍黄硝，
山栀黄芩同煎熬。

名杂风痖，确实证候很杂，有两感之表证，又有大小便不通之里证，还有手脚痉挛，抽风症，也只有防风通圣散这样既能解表通里，又能疏风清热的方子能胜其任。道医说："此方汗不伤表，泻不伤里，用药攻补兼施，互为牝牡，以寒温宣药组成新药，一方治疗数病，故曰'医者入德之始基，通神之始基也'。"防风通圣散出自《宣明论方》，为刘完素所创，方由防风、川芎、当归、芍药、大黄、芒硝、连翘、薄荷、麻黄各25克，石膏、桔梗、黄芩各50克，白术、栀子、荆芥穗各12.5克，滑石、甘草各100克组成，为粗末，每服一两，加生姜，水煎服，日二次。治外感风邪，内有蕴热，表里皆实，症见恶寒发热，头痛眩晕，目赤睛痛，口苦口干，咽喉不利，胸膈痞闷，咳呕喘满，大便秘结，小便短赤，及疮疡肿毒，肠风痔漏，惊狂谵语，手足瘛疭，丹癍瘾疹等。道医此处减川芎白术二味。曾见江南一老医，上半天他出诊，下半天钓鱼，喜唱歌吟曰："千里沧浪一老翁，芦花江上水连空，世上多少乘除事，良夜明月收钓筒"。他的包里有一罐药，什么病都能治。久之熟识起来了，我就追问他囊中何物？答曰：防风通圣丸，想想现代病的病因，吃的复杂，生活没规律，其病千奇百怪总逃不出内外二因。我赋诗赞曰："混沌病用混沌汤，名播江南苏锡常，若要病家细问理，不外内外有邪伤。"

痛风证，有几宗，
风寒湿暑血痰同，
上中下，难细通，
我有妙方叫八风。
八风汤，己芷佳，
羌活威灵站柏柳，
桂枝姐，戴红花，
苍术曲星川桃砂。

　　痛风症，亦称痛痹，历节，白虎历节，风痹，白虎风。八风者，指大自然不同方向的八种风，东方婴儿风，这种风最伤人，避脑后风，避风如避箭，避的就是这种风，南方大弱风，西方刚风，北方大刚风，东北方凶风，东南方弱风，西南方谋风，西北方折风，这些知识出自《灵枢》。道医曰："风出于东南而聚于西北。"道医的八风汤与《备急千金要方》、《和剂局方》中的八风汤均不同，是由桂枝、白芷、防己、羌活、威灵仙、黄柏、西河柳、红花、苍术、神曲、川芎、胆南星、桃仁、蚕砂组成，既可以内服，又可以外洗汤浴。

诸风证，歪起嘴，
足弹手舞两眼挤，
服内药，全不理，
荆芥汤儿外面洗。
荆芥汤，白芷助，
二活立在黄柏杜，
有苦参，把逆悟，
防风吹开白云路。

这一节介绍了一个治杂风症外洗的方子，吴尚先说："外治之理，即内治之理；外治之药，亦内治之药，所异者，法耳！医理药性无二，而法则神奇变幻。"吴尚先是清代的一个中医奇才，为外治法写了一部书《理瀹骈文》，这个书名字起坏了，多数人把这部书当成了文学书，所以知道的人不多。他兴趣盎然地实践他的外治法，他家的药房就像厨房啦！这个外治法疗效还是特别好的，或洗或贴或泡浴，还能减少口服的毒副作用。《扬子晚报》载南京有个医生用自采的草药给一个得了肾衰竭的 8 岁孤儿泡澡，4 年洗了 31000 多次澡，治愈啦！另外，广西已故神医李阳波几乎每个病他都会开两个方，一个内服，一个外洗。他说人体有两套密码，气立与神机，气立对外，神机对内，内服的管神机，外洗的管气立。根于中者名曰神机，神去则机息，根于外者名曰气立，气止则化绝。所以，佛法二万四千法门，你从那个门进入都能修成正果，中医亦然！任何技艺都有"精能妙神"四个境界。就看我们开始时的定位！发现"歪起嘴，足弹手舞两眼挤"的，您就开荆芥、白芷、羌独活、黄柏、杜仲、苦参、防风、云苓去给人家洗，要有信心，有定力，愿行！

感冒门

虚感证，畏寒风，
横身烧的鼻不通，
喉咳嗽，头痛空，
参苏饮子有神功。
参苏饮，苏人参，
草葛木香壳桔梗，
法半夏，云茯苓，
前胡姜枣陈皮临。

参苏饮方源于《和剂局方》，又名易简参苏饮，方由人参、紫苏、葛根、半夏、前胡、茯苓各三分，木香、枳壳、桔梗、炙甘草、陈皮各半两组成。诸药为粗末，每服四钱，加生姜七片大枣一枚，水煎去渣稍热服。功能益气解表，理气化痰。治体虚气弱，感冒风寒，内有痰湿，症见恶寒发热，头痛鼻塞，咳嗽痰多，胸闷呕恶；并治中脘痞满等症。此方有两升两降，葛根升木香降，桔梗升枳壳降，再合二陈汤以化痰调中。组方严谨，能够升降气机的方子都很有效，同道们可以再去看看那个血府逐瘀汤，里面不也配入了枳壳、桔梗两个一升一降的药么？头外伤能用，心瘀血能用，顽固性失眠能用，神经官能症更好用。这个参苏饮可以买中成药参苏感冒片，组成是相同的！

实感证，身体强，
无论四时两感伤，
烧骨肉，痛脑腔，
人参败毒是总方。
败毒散，有两活，
甘草川芎桔枳壳，
游两胡，通姜荷，
人参茯苓红枣着。

人参败毒散出自《和剂局方》，又名败毒散（柴胡、甘草、桔梗、人参、川芎、茯苓、枳壳、前胡、羌活、独活各三十两为粗末，每服二钱加生姜薄荷各少许，水煎服，寒多热服，热多冷服，不拘时）。功用益气解表，散风寒湿，治伤寒时气，头项强痛，壮热恶寒，身体烦疼及寒壅咳嗽，鼻塞声重，风痰头痛，呕哕寒热。现常用于气虚外感，脉浮而虚者。这是现时人们的认知问题。以道医的思想，参苏散治虚感，以此方治实感，以下文五积散治两感。这个人参败毒饮加上荆芥防风就是荆防败毒饮，我创新用它去洗下部湿疹，男女皆宜，其效非同一般！

两感证，内外伤，
酒食气痰血精殃，
烧身体，痛脑腔，
五积散儿保安康。
五积散，麻黄陈，
枳芍半当桂苍苓，
芎厚朴，芷桔梗，
甘草干姜煎水吞。

五积散方出自唐朝蔺道人著《仙授理伤续断秘方》这部书，蔺道人，是长安人。他有歌云："经世学，经世学，经世学成无用着；山中乐，山中乐，山中乐土堪耕凿，瘿瓢有酒同君酌，醉卧草庐谁唤觉，松阴忽听双鸣鹤，起来日出穿林薄"，表现了蔺道人受废僧还俗政策的影响，悲观厌世的心情。五积散组成：苍术、桔梗各二十两，枳壳陈皮各六两，白芷、白芍、川芎、当归、甘草、肉桂、茯苓各三两，半夏三两（汤泡），厚朴干姜各四两，麻黄六两（去根节）。除枳壳桂两件外，余细锉，用慢火炒令色变，摊冷，入枳桂令匀。每服三钱，水一盏，姜三片，煎至中盏热服。功能调中顺气，除风冷，化痰饮，治脾胃宿冷，腹胁胀痛，胸膈停痰，呕逆恶心，或外感风寒，内伤生冷，心腹痞闷，头目昏痛，肩背拘急，肢体怠惰，寒热往来，饮食不进，及妇人气血不调，心腹撮痛，经候不调，或闭不通。若冷气奔中，心胁脐腹胀满刺痛，反胃呕吐，泻痢清谷，及癥癖痃瘕，膀胱小肠气痛，加煨姜三片，盐少许；伤寒时疫，头痛体疼，恶寒发热，项背强痛，加葱白三寸，豆豉七粒；但觉寒热，或身不甚热，肢体拘急，或手足厥冷，加炒吴茱萸七粒，盐少许；寒热不调，咳嗽喘满，加大枣；妇人难产，加醋一合，不拘时服。

这个五积散是平胃散、二陈汤、四物汤去熟地加麻桂芷枳桔一升一降而成。在临床上非常重要！

李阳波先贤他家里就始终备着这个散，别的方子他都给化裁一下运用，这个方他毫不敢做任何一丁点地加减！《绩学庐随笔》："向在南乡见一女科医，半业农，颇有邀请者，见其方十有其九均以局方五积散出入。后数年有友人向予言：日本药房所售之中，将汤有业药者，细审谓五积散。"我用这个五积散合羽鳞散治一胃癌兼胆结石患者，西医判定最多两月，然病人服药9年后还在乡下种菜卖菜。

张兴海，男，1934年6月出生，75岁，四川人，住其大女儿家，即金坛乡下。右胁疼多年，胃不适半年，脉象弦硬，五跳一止。已一周未进饮食。2009年3月常州第一人民医院查：肝内胆管结石，生化检查胃癌晚期，心电图示左心室肥大。其生年五运六气架构为太阳寒水司天，太阴湿土在泉，中运太阴湿土太过，主气少阳相火，客气太阳寒水。来诊时五运六气，架构为太阴湿土司天，太阳寒水在泉，中运太阴湿土不及，主气是厥阴风木，客气是厥阴风木。综合分析，寒湿体质，发病年司天在泉倒置，木又克土，土又不足，拟用五积散合方羽鳞散、乌梅汤治疗。处方如下：

薤白9克　瓜蒌皮9克　丹参30克　乌梅30克　细辛1克　黄连3克　黄柏3克　当归12克　柴胡12克　党参10克　枳实9克　川椒1克　干姜5克　黑附片5克　连翘12克　白芷9克　川芎9克　炙甘草9克　茯苓9克　肉桂9克　白芍9克　姜半夏9克　枳壳9克　陈皮9克　炙麻黄3克　炒苍术30克　炮姜12克　桔梗12克　厚朴12克　郁金12克　金钱草30克

另：鸡内金30克　海金沙20克　鱼脑石30克　打成粉，每次3克，日2次，温开水冲服。

二诊：六天后，病人来复诊，主诉自服药后，有食欲啦，一顿能吃二两米饭，也不吐出来了。望其目已有神气。病人看到希望，话语也多起来了，言谈间充满感激之情，我顺势开导之。效不更方，只在打粉的羽鳞散中加入壁虎120克。

三诊：汤方中加入龙葵20克　藤梨根30克　莪术12克，打粉方的不变。

四诊：病人在二女儿家已经住了20多天，强烈要求带药回金坛乡下，觉得在乡下比较畅快。顺其性，把三诊时的药开一个月的量，要求吃七天停三天继进。

2016年冬天，我偶遇其二女儿。她说她爸爸刚刚车祸去世，这些年一直没断药。他们一直用我那两张药方抓药，让她爸吃汤药，喝粉子药，一月用半月药，停半月。老人家一直在金坛乡下种菜卖菜，算来9个年头了。

瘟风门

天瘟证，是天灾，
风寒两感一同猜，
烧如火，痛似挨，
十神汤儿好安排。
十神汤，葛升麻，
甘草川芎芍药花，
麻黄芷，紫苏加，
陈附姜枣不少他。

天瘟者，时气所感也，似风寒两感，身热如火，疼痛如棒打者。道医选《和剂局方》之十神汤（葛根、麻黄、升麻、川芎、芍药、白芷、紫苏、陈皮、附子、姜枣草），大致是葛根汤、升麻葛根汤意，主治时气瘟疫，头痛发热，恶寒无汗，咳嗽鼻塞声重及风寒湿痹等。这里主要抓住时气所感，有其地域性，患者所发病有其相似性之特点。

地瘟证，时气行，
横身烧得火一盆，
又咳嗽，又头痛，
藿香正气是良因。
正气散，藿香陈，
白芷白术白茯苓，
大腹皮，紫桔梗，
朴草夏曲姜枣烹。

藿香正气散出自《和剂局方》，功用：解表化湿，理气和中。沿用至今一千年，夏季风寒暑湿常用之。民间不懂医的人都知道"身带三把伞（散），一天走到晚"，哪三把伞（散）呢？就是银翘散、藿香正气散、五苓散。又是依次管上、中、下三焦的病。

人瘟证，如两感，
左右相连怕传染，
避瘟丹，救凶险，
每将一丸烧铁板。
避瘟丹，芷香附，
赤箭矢的双活舞，
雄黄研，大黄煮，
甘松山奈苍各五。

避瘟丹是用于预防瘟疫传染的方药，由白芷、香附、天麻、蚕（矢）砂、羌独活、雄黄、大黄、甘松、山奈、苍术各五钱组成，用时将一丸放在烧红的铁板上，就会起到避疫的目的。瘟疫这一块就说到这里，我经验不多，大家还可以参照近人聂云台先生的经验，这里仅仅指路而已！

中寒门

中寒证，五脏寒，
口噤失音四肢瘫，
或气痛，或停痰，
腹肠泻痢理中全。
理中汤，用顶光，
干姜白术甘草良。
大附子，面煨黄，
腹痛去求保安康。

寒邪直中太阴也，当用附子理中汤，现代喜食冷饮及水果者之"保健品"也。我喜在汤药中配入附子理中丸，对虚寒体质者常用，以达强壮之目的。如若防其常用化热之弊，加黄连素一粒，服之更妙！一些患者很热心，服用后及时反馈用药后的情况，那正是我所需要的，有的说服后便秘得到解决，有的说服后不再腹泻和便溏，以我体会这都是中药的双向作用，中药这个东西是世界上最好的药品，是最通灵的东西，请问还有哪种药品在人体内会有如此的识别能力，我叫它"智能药"也毫不夸张！

虚寒证，咬牙框，
四肢厥冷横身凉，
肚肠痛，打标枪，
请用回阳救急汤。
用人参，半夏姜，
桂枝白术白茯苓，
炮附子，五味陈，
甘草十味化群阴。

本节阐释见前纯阴门，不再重复！

实寒症，外感伤，头身疼痛外发热。心怕冷，脚手掣，五积散儿不消说。五积散，麻黄陈，枳芍半当桂苍苓。芎厚朴，芷桔梗，甘草干姜煎水吞。

见前感冒门，这里给做医生的一个五积散组成的记忆法，这个是湖北余浩先生的创新，学医要有"拿来主义"的精神！他是这样教弟子们记的，很好记！"五积散治五般积，二陈平胃痰食驱，三物枳桔调气血，麻桂姜芷散寒郁"，只要看一遍就能记住！

中暑门

中暑证，动而忧，
劳勤得之热火殃，
身如火，喜饮凉，
我有一个白虎汤。
白虎汤，生石膏，
知母炙草粳米熬，
生甘草，滑石调，
管教一服热自消。

这种真正的暑症，在这个寒凉的时代已不多见，时代在变，我们医生的治疗也要变，在医生这一行未尝不是"与时俱进"！如果您遇到了我前面说过的那样的喝冻水不能解其渴，睡凉席开空调不能解其热，心烦意乱的患者，恰好又发生在盛暑，那就直接开这个方加西洋参，没得商榷的。不是我这样主观武断，当你翻开"淮扬九仙"之一蒋宝素的《椿田医案》，看看他治正暑的药，就是白虎加参汤，生脉饮。没有淮扬九仙可能就没有后来的孟河医派，任何事物都是循序渐进的，任何后人都是以一个前人为偶像的，即使狂如诗仙李白，他还"江澄如练，令人常忆谢玄辉"。中医不是公说公有理，婆说婆有理，应该是有公理在焉！英雄所见略同，蒋汪二人虽是一个时代，一在北，一在南，两人也不可能有机会往来，但他们在治病上是有共识的，很难得！

静暑证，静受凉，
横身发热吐泻肠，
身体冷，口舌黄，
香薷饮子保安康。
香薷饮，四味药，
甘草扁豆香薷朴，
若兼呕，半夏着，
泻痢术苓搐羌活。

前一节讲阳暑，这一节谈阴暑，道医此处用
《和剂局方》之香薷饮，并灵活给予加减，切于
临床实用。我治阴暑几乎全都用的是理中汤而
治愈。这是时势之所趋，我不得不变之，也是
一个认知的问题。

湿暑证，贪湿凉，
横身发烧汗流长，
四肢困，饮懒尝，
虚人清暑益气汤。
益气汤，芪草参，
二术二皮泽二苓，
加黄柏，添葛根，
升麻五味神曲门。

这里所用清暑益气汤（黄芪、人参、白术、苍术、橘皮、青皮、泽泻、茯苓、猪苓、黄柏、升麻、葛根、五味子、神曲），比《脾胃论》之同名方少麦冬、当归，而多猪苓、茯苓。显然是合用了四苓散，主治平素气虚，感受暑湿，脾湿不化，身热头痛，口渴自汗，四肢困倦，不思饮食，胸满身重，大便溏泄，小便短赤，苔腻脉虚等。

中湿门

风湿证，邪在表，
一身尽痛怎样了，
卧湿地，洗冷澡，
除湿羌活汤可好。
羌活汤，有威灵，
柴胡苍术放光明，
羌活舞，防风吹，
升麻藁本谨相依。

除湿羌活汤出自《内外伤辨惑论》，由羌活、柴胡、苍术、防风、升麻、藁本组成。以其治表湿，一身尽痛，"卧湿地，洗冷澡"为其病因。在当代这类患者亦就很多，为什么要这样治疗？李东垣说："所以然者，为风药已能胜湿。"

寒湿证，受湿寒，
腰膝酸痛举动难，
身困倦，脚身顽，
羌活胜湿汤值钱。
胜湿汤，藁黄芪，
白术防风蔓荆堆，
川芎草，双活飞，
防己姜引效如雷。

上文是风湿症，现在谈寒湿症，道医选用李东垣的羌活胜湿汤（羌活胜湿草独芎，蔓荆藁本加防风，湿邪在表头腰痛，发汗升阳经络通）。他巧妙地加入黄芪白术两味药，就将原方变成羌活胜湿汤合玉屏风散，既能除寒湿，又能固表而实腠理，还能防风药发散太过，多汗之虞，黄芪得防风而功愈速。蒋宝素他父亲最爱黄风汤，《问斋医案——椿田医话》里有多处用之。

虚湿证，外湿阴，
腰背拘紧骨疼痛，
足膝冷，头脑晕，
独活寄生汤有灵。
寄生汤，桑寄生，
独活牛膝当芄参，
川芎草，细桂心，
杜己熟地苍茯苓。

　　独活寄生汤见前湿风门。这里特别要强调的是有那么一种感冒，暂时名之"腰痛型感冒"，他一感冒就腰身四肢痛，用解表药，滋阴药都没有用，我前面提到的那个安康名老中医陈世顺他儿子陈永春就用这个独活寄生汤，给患者吃下去就有效果出来，也不知道他是自悟而得呢，还是承其家父所传。不管是怎么得来的，效果就是硬道理！发展中医就要在效果上做文章。

中毒门

中毒证，面手青，
口流清涎面发晕，
百草毒，烟砒吞，
二仙解毒叫得灵。
二仙丹，药不多，
绿豆甘草共相同，
各二两，煎水喝，
连饮数碗起沉疴。

这个二仙丹，中医学教材里好像没有，我早就想为它写点东西，无奈机缘不成熟。曾有一患者不小心头被玻璃门撞起了一个大包，情急中就用那个红花油去揉，一下子又把红花油又弄到了眼睛里，整个头面和眼部全都肿大，眼睛只能睁开一条缝，被送到医院，医院配给某过敏药让其服用，她服了三粒，于是乎！头面眼肿没有消，又添恶心呕吐，不知如何是好，她就想起了我，我在通话中沉思片刻，回电话让买绿豆500克，生甘草50克，煮水喝汤食绿豆，仅仅一下午，呕吐止，头面眼肿皆消。我告诉她不是我能力有多大，医术有多高，请您永远记住治好您的病是中医，告诉您的后代中医很好！让您的孙辈们也能坚信祖国医学！别让一叶障目，成为科学的迷信者，科学也有太多不能解决的问题！顺便介绍一下张学文教授的甘草绿豆解毒汤［绿豆120克、生甘草15～30克、丹参30克、连翘30克、石斛30克、白茅根30克、大黄15～30克（后下）］。功能：解毒益阴，兼顾心肾。主治多种食物或药物中毒后，见发热，口干舌燥，心烦呕吐，甚则神志恍惚，小便混浊等。出此以供参考！

服毒证，有几桩，
人信水银及砒霜，
肚肠疼，只叫娘，
三仙解毒方为良。
三仙丹，巴豆壳，
壮者十四弱七个，
用花椒，甘草和，
研细凉水冲水喝。

这个方子，我经历的这个时代，服毒的病人大都送医院抢救去了，但在江南我听到过一个20世纪80年代起死回生的案例与此方有关，但这个患者不是服毒，而是一种胃肠积症，肚腹胀大而四肢枯细，医院给反反复复治了一年多，后放弃治疗，他儿子用板车往回拉，从一个民间医生从他家门前经过，这个医者油然升起一种同情心和责任心，就拦住了他们，经过细致诊察，决定背城借一，就一边输液，一边给用了巴豆霜，可能还有花椒，甘草。一剂成功，泻下秽物若干，有幸得以起死回生！后来病人活到了八十多岁，从此，这个民间医生名震江南，其福泽及儿孙。现在好像巴豆在中药房已经见不到了，中国人总是从一个极端走向另一个极端，好多药不是药物本身的过错，是用药的医生有错啊！

邪毒证，肚痛叫，
或入山林及古庙，
有邪妖，入了窍，
苏合丸儿灌之妙。
苏合丸，有石菖，
陈皮半夏苏合香，
黄甘草，白芷苍，
苏油为丸保安康。

此节话语通俗易懂，然读之令人不禁莞尔一笑，"有邪毒，入了窍"，毕竟此书写作于1821年，由于时代认知的局限性，汪祖师爷也难超越。此方非《外台秘要》之苏合香丸，而是道医自创方，由苏合香油、石菖蒲、陈皮、半夏、白芷、苍术、甘草组成，比《外台秘要》方化简，主治功用类似：温通开窍，行气止痛。

虚弱门

虚劳证，是内伤，
七情太过不思量，
或便血，或便溏，
吐血遗精归脾汤。
归脾汤，当归身，
芪术炙草参枣仁，
烧木香，敬茯神，
龙眼甘草远志烹。

　　脾不摄血，则吐血便血，脾不化湿则便溏，道医选用归脾汤治这些症，是恰当之方，方出《正体类要》。这个方还能治怔忡，健忘，肠风，崩漏等，就不多谈，这里要强调的是我们还可运用象数的方法来用方，"干为天门，巽地户"，李东垣说："干为天门冬，巽为地户黄"。黑归脾汤中就有一味熟地黄。李阳波先贤按后天八卦结合九宫说：干卦正值农历九月、十月，巽卦正值农历三月、四月，三四月正值万物阳气的上升阶段，人也不例外，人体阳气也要上升，如果此时阳气上不去，人就乏力，疲软，头晕，这是地户不开，万物不荣！服用归脾汤可帮助人体阳气上升，那么九十月天门不闭怎么办？大家可以去思考！我正确把握一年的每个时间点，每个时间点又对应入恰当的汤方，有时比辨证用药都效果见优。我的意思是八纲辨证或脏腑辨证，六经辨证等，哪一个做好了都不容易！一些老中医他不要五运六气，不去通玄，他的辨证达到炉火纯青的话，他也能开出很到位的方子。人体是一个小宇宙，气血升降而已，开合枢转而已！

骨蒸证，骨烧热，
又摆淋浊又吐血，
或遗精，或干咳，
六味地黄丸用得。
六味丸，只六味，
山萸山药栽地黄，
茯苓白，泽泻脆，
丹皮黄研细调蜜。

骨蒸症，在陕南民间称"烧骨痨"，道医用钱乙著的《小儿药证直诀》的六味地黄丸，但不可多服，服久了会令人矮胖而黄。我习用专治烧骨痨的秘方：地骨皮50克、天冬50克、白前25克、银柴胡25克、威灵仙三钱、桑皮三钱、鲜猪肉500克放罐内炖。看患者病的时间久短用药，一年吃一副，二年吃二副，三年吃三副。神效！

脾虚证，饭少进，
肿胀疝瘕头晕脑，
腰杆痛，足无劲，
八味地黄不晓问。
八味丸，即六味，
再加附子与肉桂，
加黄芪，添五味，
蜂蜜为丸补元气。

方出《金匮要略》，又名阳八味，肾气亏虚之腰腿痛无力，肿胀疝瘕头晕，少女经闭，小儿肾虚遗尿，皆可用之。"善补阳者必于阴中求阳"，故于补阴药物中仅入桂附二味以阴中求阳也。这个方在丹道医学中占有重要的位置，六味地黄丸就是从此方演化而来。

亏损门

五虚证，血气郁，
五脏六腑尽皆虚，
或肺躁，或干枯，
甘草汤儿可能服。
甘草汤，值千金，
生地桂枝共人参，
甜甘草，酸枣仁，
阿胶寸冬煎水吞。

这个甘草汤就是前面我谈过的那个"合阴汤"，即炙甘草汤的变方，去生姜、麻仁、白芍、大枣加酸枣仁。原方功能益气补血，滋阴复脉，治气虚血少而致的脉结代，心动悸，气短胸闷，舌光少苔，及虚劳肺萎。道医选方特精准，五脏属阴，此处道医说"或肺躁，或肝枯"，他没说"心动悸"，"脾虚四肢怠惰"只是省文，都已经包含在"五脏六腑尽皆虚"里面！合阴汤正当其用，陕南民谚"灯没有油就灭了，人没有钱就鳖了"，这个合阴汤它就是给人体这盏灯添油的。

脾损证，饮食少，
咳嗽头晕食不饱，
骨头烧，行路倒，
小建中汤是顶好。
建中汤，炙甘草，
桂枝生姜黄芪妙，
生白芍，大红枣，
饴糖三钱常服好。

　　小建中汤由桂枝、甘草、大枣、芍药、生姜、胶饴组成，出自《伤寒论》，功用：温中补虚，和里缓急，加黄芪就是黄芪建中汤。《圆运动的古中医学》说这个小建中汤是降胆经的，降阳明用麦门冬汤。我这里想介绍一下《遁园医案》中对黄芪建中汤的运用，萧伯章用其治类中风，"第一方用黄芪建中汤加二陈汤降痰等药，先服三剂；第二方即六君子汤加姜附等味大剂。……方内唯凡温补品，可以择宜加入，惟熟地切不可粘唇。……许以两旬必愈，……此后病家儿子用此治类中治愈者极多。"这一段话验证了类中风是由人体虚弱引起的，一点也不假，很多中风病人在发病前就测过血压，一点也不高的，但我们不能以一概全，由高血压引起的也可能不会少。

肾亏证，手足爬，
耳聋头晕眼放花，
出冷汗，言错差，
十全八珍当用它。
八珍汤，参术甘，
白芍熟地茯苓安，
当归洗，抚芎川，
外加桂芪号十全。

　　"血为气之母，气为血之帅"、"气衰血必衰，血衰气必衰"，气血两者是相辅相成的。实质此节是气血两虚，当然说是肾亏症亦可，因为肾为先天生化之源，没有这个先天，一切都免谈！岂止气血乎？比如"耳聋、头晕"，"眼放花"，以及现代西医的所谓"飞蚊症"，虚弱型的痴呆症这两个方（八珍汤、十全大补汤）都好用，要有信心，医家患家都要有信心，调理一段时间都会好，实则易泻，虚则难图。不要老是天天对着医生叫没有效果，只有量变才能引起质的飞跃！另彭子益说八珍汤能使人身之圆运动。丹道医学在八珍用补之时常加入麻黄少许，所谓兴阳也，兴阳能激发人体正气，例证如补一还少丹。

寒咳门

外咳证，是外感，
风寒风热并两般，
寒痰白，火痰胆，
六安煎儿葳蕤散。
六安煎，有茯苓，
陈皮半夏草细辛，
白芥子，炙杏仁，
生姜为引咳安宁。

　　风寒咳嗽用《景岳全书》六安煎，方由二陈汤加白芥子、杏仁而成，道医又入细辛（非可加可不加，细辛能通督任冲及厥少五经）。风热咳嗽用加减葳蕤散（玉竹、葱白、桔梗、白薇、豆豉、薄荷、大枣、炙甘草），滋阴解表也。丹道医学每一症又无不分为两途，单是解表就有扶阳解表、养阴解表，六经无不如此也。

内咳证，是内伤，
酒积房劳损元阳，
又气喘，吐红光，
请用加减六君汤。
六君汤，有人参，
焦术炙草半夏陈，
红大枣，白茯苓，
外加五味生姜门。

　　道医在六君子汤中又加入五味子、生姜、大枣。行家一出手，便知有没有，凭斯症用斯药，就能看出医家的功底。五味子于气喘有捷效，单味就有神功！我能这样对您说，那我肯定用过的，20 世纪 80 年代末，陕南山村缺医少药，很多患者气喘急发作，我都这样让人家服用，病人一用就好，大约不会超过一小时，医生就可以回家了！

寒咳证，受风寒，
或有水气加胸中，
任春夏，与秋冬，
我有总方小青龙。
小青龙，用细辛，
麻黄去节又去根，
半夏热，干姜生，
草芍桂枝五味吞。

小青龙汤治外有表寒，内有停饮之咳喘证，疗效可靠，无数名家不舍其功，金陵医派的开山人张简斋更并入二陈汤，我寒咳喜并入射干麻黄汤、止嗽散，热咳的再入麻杏石甘汤变石膏为鹅管石，如果与肝胆有相关性，就直接单用施金墨的"柴前苑子桔杷杏"！

虚咳门

血咳证，痰带血，
一咳牵引痛胸胁，
骨节酸，内皮烈，
五味子汤可用的。
五味汤，草桔梗，
紫菀续断地黄生，
赤小豆，白桑根，
竹茹五味对蜜吞。

　　道医选用《备急千金要方》的五味子汤治咳血之症，方由五味子、桔梗、紫菀、续断、地黄、桑白皮、竹茹、赤小豆、甘草组成。主治咳嗽，痰中带脓血，痛引胸胁。《千金方》实质上是一部道书，五味子汤，九味药，地四生金，天九成之，治肺金也。药物的颜色：青、黄、赤、白、黑五色齐备，五味子一味药就有酸、甘、苦、辛、咸五种味道。这一分析，是不是令人肃然起敬！君药是五味子，酸味为主，入肝经，肝是藏血的，肝主痛，丹道医学所有的痛都治肝，这是一个不传之秘，你可以把那些治肝的方子都找出来验证一下！这样你的理解就会加深，掌握的更牢靠。此外，这个咳血症还有"骨节酸"，肾是主骨的，人家就用了地黄续断。赤小豆是一个利尿药，丹道医学治病以水道通利为捷径也，以后看见使药用灯心草、红赤豆，寓意既是如此！

火咳证，挟火痰，
五心烦热不安然，
一时热，一时寒，
加减小柴是灵丹。
小柴汤，去枣参，
只用柴草半黄芩，
加五味，干姜临，
管教一服病自轻。

这个是火咳症，有寒热往来，就用小柴胡汤，去了参枣又加五味子。小柴胡汤前文已有详细介绍，在此便不多加阐述。

虚咳证，大病后，
胸胀便秘痰血吐，
五心烦，形羸瘦，
请用麦门汤可救。
麦门汤，草桔梗，
紫菀半冬地黄生，
黑五味，白桑皮，
竹茹麻黄姜引吞。

此麦门冬汤非《金匮》之麦门冬汤，该方由麦冬、地黄、麻黄、半夏、紫菀、五味子、桑皮、竹茹组成。功效：养阴下气，开上利下。这个方就是从心、肺、肾三脏去考虑的。

疟疾门

热疟证，先发热，
横身尽痛似火燹，
名瘟疟，后冷掣，
扫瘟灵官散用得。
灵官散，即十神，
外加苍术厚朴苓，
石菖蒲，入藿香，
管教一服病自轻。

十神汤见前瘟疫门已述，本节扫瘟灵官散是在十神汤基础上加苍术、厚朴、茯苓、石菖蒲、广藿香而成。它就专治这个"先发热"、"横身尽痛似火燹"的疟疾。

寒疟证，先发冷，
横身热颤牙咬紧，
有食痰，烧得很，
我有总汤清脾饮。
清脾饮，柴夏芩，
青皮厚朴白术临，
香草果，白茯苓，
外加乌梅槟榔君。

清脾饮为《重订严氏济生方》同名方去芩、草加草果、白茯苓。功用：祛痰除湿，和胃截疟。这个方我2015年上半年就给一个客居江苏的湖南人用过。这老头的脚不太方便，一直是先发冷，后发热，打战，去过大医院，打点滴没用。以前是我的老病号，老来看膝关节痛，有信任度。他大儿子一家人也非常信任我，可这一次是他二儿子带来的。他二儿子在边上不停泼冷水，说大医院都不行，小医院这个医生行吗？可老头一坐下来就不走，也不理会他二儿子。我开了这个方，还加了两味治疟疾的特效药——马鞭草30克，青蒿10克，三帖药，就痊愈啦！

原始医案：刘忠贵，生于1944年12月，2015年5月31日来诊，寒热往来，身颤抖七日后，去湖塘中医院打点滴三日无效，面色暗，神清。脉细弦，舌白稍腻。此乃疟疾也。清脾饮、小柴胡汤、二陈汤、贞元饮合方。方药如下：

柴胡18克　黄芩12克　川朴10克　白术10克　槟榔4克　制半夏9克　乌梅9克　草果4克　青皮4克　云苓10克　白参5克　炙甘草5克　大生地10克　当归6克　马鞭草50克　陈皮12克　青蒿10克　银柴胡10克　地骨皮10克　生姜3片　红枣5个

三帖，水煎服，日三次。

药服三帖好转，再服三帖痊愈。此方加大剂马鞭草50克是因为王道医说过此草治疟疾单味就能生效，合青蒿就成全璧，效不可尽述！我治此病后半年传来屠呦呦因青蒿素的突出贡献获得诺贝尔生物医学奖。虽然青蒿素为化学药，但也提取自中草药，二者或有千丝万缕的联系。

食疟证，外有感，
内有食积和痰痫，
冷透骨，热红脸，
小柴汤儿任加减.
小柴汤，有人参，
柴胡甘草共黄芩，
法半夏，姜枣临，
看病加减要通神。

道医给出一个小柴胡汤，并强调要灵活运用。小柴胡汤是枢转少阳的，还是个补方，冬至过后就可用，一直可以用到春分，真正泻少阳的是葛根芩连汤，小柴胡汤加上桂枝汤，那就补上加补！道医他说："柴胡桂枝汤补虚第一方"，同前面"越婢加术汤祛湿第一方"相对应！

脾寒门

虚疟证，是内伤，
挟感寒暑生疟殃，
经年久，不安康，
加味补中益气汤。
益气汤，有黄芪，
人参白术半当归，
升麻草，柴陈皮，
白芍姜枣久服宜。

正气存内，邪不可干，此疟是内伤正气不足，又感寒暑而成。内伤的症状肯定有短气，四肢倦怠等，是疟一阵冷一阵热的寒热往来也会有，然而，治病必求其本，内伤是根本，故道医选补中益气汤，为金元四大家补土派的李东垣所创。

虚热证，欲火煎，
火盛舌焦鼻如烟，
布漫水，叠胸前，
龙虎汤儿保安然。
龙虎汤，柴胡姜，
知母栀子拜三黄，
半夏去，尽烧香，
粳米姜枣共煎汤。

龙虎汤，丹道医学之秘方，方由小柴胡汤、白虎汤、三黄解毒汤三汤汤意在焉。龙者，肝也。虎者，肺也。易曰："龙战于野，其血玄黄"。龙与谁战乎？肯定是龙虎之争么？这个方意也就明了！就是一个治龙虎之争的方子。这里他还用了一个类似于现代医学的酒精擦身降温的外治法，不过他两百年前就在用！他没有酒精，他用青布，青布是用青黛和皂矾染色的，这两种东西能外用降温也就是理到渠成的事，因为青黛就是大青叶提炼的，大青叶大苦寒，寒能对热！类似的方子还有左金丸，亦可解龙虎之争。丹道医学，处处都得用丹道的思维去思索和开悟。

久疟证，结块团，
整年不愈怎奈何，
名证瘕，在心窝，
痰疟饮子可消磨。
痰疟饮子苍陈良，
青皮白芷米苏苓，
桔草果，川桂心，
枳壳甘草姜引吞。

"结块团"，说明已成"疟母"，道医用痰疟饮子（苍术、陈皮、青皮、白芷、半夏、紫苏、茯苓、桔梗、草果、桂枝、枳壳、生姜、甘草），是二陈汤的加味方，这个治"疟母"还在气痰范畴，是用其慢慢地去消磨，病家和医家都得耐着性子去治疗，日子有功，总会治愈！然而"疟母"一旦在血的范畴，就只有张仲景的鳖甲煎丸能胜其任！鳖甲煎丸能治"疟母"，也能治现代的癌症，效力不差，副作用几乎没有，比放疗化疗好百倍！

泄泻门

热泻证，先发热，
肚中胀满响不歇，
泪数行，放田缺，
胃苓散儿是真诀。
胃苓散，有威灵，
泽泻桂枝厚朴陈，
白苍术，猪茯苓，
管教一服病自轻。

胃苓汤出自《丹溪心法》，是平胃散与五苓散合方，平胃散就很了不起，再加上五苓散管五个时令（苓可训诂作"令"）的方药，自然不可小瞧！主治夏秋之间，脾胃伤冷，水谷不分，泄泻不止，以及水肿，腹胀，小便不利。我认为这个方只要是中下焦的病都能用，平胃散管中焦，五苓散管下焦，三焦者，水液之道路也，米伯让研究员用胃苓散去治肝硬化脾肿大之腹水是很有道理的。这治泄泻的方药我常常在正治的方药中加入分水神丹，这个分水神丹出现于《石室秘录》，由白术和车前子组成，分清泌浊能力非常强。单用也有捷效！

寒泄证，有虚寒，
腹中冷痛欠安然，
眼放花，头晕眩，
请君端用四神丸。
四神丸，泽泻去，
豆蔻参术五味子，
吴茱萸，补骨脂，
大枣生姜一同煮。

道医在《证治准绳》四神丸（补骨脂、吴茱萸、肉豆蔻、五味子）中又加入泽泻、人参、白术、枣姜。温补脾肾，涩肠止泻。加入泽泻利水而分清浊，加入参术以增加健脾利水之功。四神丸本是治疗五更泻的专方，经这样一变通，就可以用于所有的寒泄。我另经高人传授，有一个治寒泄的秘方，治寒泄百发百中，但不能多用，用多了反而会便秘，还会引起小便不通，它就是核桃夹（核桃中间的隔）单味药用沸水泡茶饮用，我本人亲自用过。还有就是小儿寒泄可以用梧桐叶（陕西叫青桐树、桐杩树）三张泡足，水只能淹至足根一半，再多了就便秘啦，这个方江苏金坛有个儿科名医几代人就靠它为人民服务，在常州没人不晓他们治儿科用树叶泡足，但都不知道他们用的是什么叶子。所以在当今时代有心眼的都发财，真正的为人民服务的他能医治无数人的病却医治不了自己的清贫，像我这样大嘴一张哗啦哗啦地全说出来了，为的是大家方便，医学本就是民族的、公共的，要是每一个医生都那么自秘，就根本传不到今天来，历代失传的东西不知道有多少，这些东西都葬送在那些自私的人的手中，带进棺材里去！我不怕把看家的本领全抖搂出来就会被饿死，也呼吁同行不要自秘，条条小溪就会汇成大江，一滴水太阳下很快会干掉，但一滴水在大海中就永远会存在下去。

痛泻证，小便黄，
大便不禁放稀溏，
肚痛狠，打标枪，
乌梅丸儿保安康。
乌梅丸，有细辛，
干姜黄连共人参，
附子柏，当归身，
桂枝川椒为丸吞。

道医选用乌梅丸，寒热证用寒热方，疗效应该还不错，这个不是久泻，方中有乌梅会不会"闭门留寇"？我一般就选用痛泻要方（防风、陈皮、白术、白芍），这个方子一般的痛泻都能解决问题，听说有一老中医总用这个方子治所有的儿科病，临床上现时代儿科就两大症：呼吸道病和胃肠道病。老医仅仅在每味药药量上变化一下就能把这两大系统的病全搞定。天下事有其事必有其理，大家细看此方组成，其一，风药也；其二，健脾柔肝药也。风药加大就治呼吸道疾病；健脾柔肝药加大就治脾胃病。何况肺和大肠相表里！

痢痢门

红血证，尽五脏，
风寒热湿色五样，
腹阵痛，气后胀，
芍药汤儿最为上。
芍药汤，连芩当，
肉桂甘草厚木香，
白芍药，花槟榔，
枳壳青皮纹大黄。

红血痢，现时百难见一，方用芍药汤，出自《保命集》。"芍药汤内用槟黄，芩连归桂甘草香，重在调气兼行血，里急便脓自然康"。行血则便脓自愈，调气则后重自除。针对这个"后重"的问题，我常常在芍药汤原方上再加30克薤白，服一剂，后重就会很快消失。那时，我们学医就这样背诵方剂，一下背个几百个，启蒙老师张元智先生说："好好地背诵，背会中医方剂歌，中医学会一半多"，一半多是假的，只是打下了中医的基础，以后看人家病案就能知道人家作者的思路和方药来源，当然也非常重要。另外，道医治五色诸痢还有个秘方：零陵香草去根，以盐酒浸半月，炒干，每两入广木香一钱五分为末。里急腹痛者，用冷水服一钱五分。俟大泻四次，用热米汤服一钱五分，忌食生冷。

邪痢证，外感邪，
横身疼痛又发热，
又有红，又有白，
人参败毒不消说。
败毒散，有两活，
甘草桔梗芎枳壳，
游两胡，遇薄荷，
人参茯苓姜枣着。

　　此为喻嘉言之"逆流挽舟"法也。现时用于风凉感冒，痢疾均可，治秋感极妙。加荆防煎汤坐浴治下阴湿疹前面已经说明，不再赘述。丹道医学加荆防更可用于颈椎病和落枕。

久痢证，有热寒，
红白偏多不一般，
久不愈，病绵缠，
我有总方香连丸。
香连丸，有香草，
黄连为君吴萸炒，
研细末，醋糊团，
食后姜汤水洗河。

香连丸出自《和剂局方》，由黄连、木香、甘草、吴萸组成，有清热化湿，行气止痢之功。"水洗河"者意味着"洁净腑"，生姜能上能下，能里能外，药中之神品也。我对"开鬼门，洁净腑"自己的想法，开鬼门就是打开玄孔，发汗，用麻黄。洁净腑就是清理肠道和痰湿，用皂角少许。这个香连丸，过去有些老医生，他治内科病，无论什么病，都在辨证方中加5克香连丸，其意大概来源于"腑以通为顺"，同我前面讲的那个"顺气汤"——小承气汤是一个意思。

食积门

伤冷证，厚味停，
腹中胀满又疼痛，
感风寒，暑湿侵，
行气香苏散有灵。
香苏散，紫苏陈，
甘草川芎羌活鸣，
乌药苓，麻黄城，
香附山曲姜葱吞。

香苏散（香附、紫苏、陈皮、甘草），虽前已述，但此处又加入羌活、川芎、台乌药、麻黄、山楂、神曲、生姜、葱白，更显临床之功力。云南四大名医戴丽三曰："病无常形，医无常方，药无常品，顺逆进退存乎其时，神圣工巧存乎其人，君臣佐使存乎其用，如墨守成方，执不变之方，以治变动不居之证，虽属效方，亦难取效。"《皇汉医学》医戒曰："医有上工、下工，对病欲愈，执方欲加者为下工，临证察机，使药要和者为之上工，夫察机要和者，似迂而反捷，此贤者之所得，愚者之所失。"其说虽异，其理则一也。

吐泻证，脾胃虚，
不思饮食腹不舒，
或咳嗽，或痰齁，
理气健脾丸可收。
健脾丸，有二陈，
枳桔当归术香焚，
曲香附，楂茯苓，
甘草黄连为丸吞。

该方出自《证治准绳》第五册，由炒白术125克，木香、黄连、甘草各37.5克，茯苓100克、人参125克，炒神曲、陈皮、砂仁、炒麦芽、山楂、山药、煨豆蔻各50克为末，蒸饼丸如绿豆大，每服五十九，空腹陈米煎汤下，日二次，治脾胃不和，饮食劳倦。此处有出入，读者互参为要。

五积证，酒食痰，
气水血块结痛难，
或痞胀，或硬坚，
请用总方百消丸。
百消丸，药不多，
黑丑香附五灵和，
研细末，醋糊团，
食后姜汤水洗河。

道医这个百消丸，药虽不多，但能同五积散之治症相伯仲。此方在《大生要旨》中名五香丸，其原文说，此系仙方，章次公自创"灵丑散"亦此方去香附也。总之，它能消食积，痰痞，气滞，血痢，蛊膈，胀闷，并治痰迷心窍等。我在20世纪90年代初，曾在一个大雪封山的早晨，把这个方去掉黑丑，加牛蒡子，煎汤去抢救一名肺气肿患者，她当时八十多岁，结果一剂和，二剂已，前后八小时不到，患者就下床又开始操持家务！当时我也没有多大把握，总觉得这样变通的方子，用在她身上非常恰当，结果一用就成，医者，意也！

隔食门

隔闭证，津液干，
胃脘闭塞难通关，
食不下，往上翻，
左归饮儿可能痊。
左归饮，熟地黄，
怀山云苓山萸强，
当归短，甘草长，
再加枸杞共煎汤。

左归饮出自《景岳全书·新方八阵》卷五十一，方由熟地、山药、枸杞子、山茱萸、云苓、炙甘草组成，水煎，食远服。功能：补益肾阴，治真阴肾水不足，腰酸遗泄，眩晕耳鸣，口燥盗汗等症。道医加入当归以滋血气。道医选此方先灌其根，枝叶自茂，正所谓"三阳结，为之膈"，"一阳发病"皆体液代谢障碍使然。

食积证，食后吐，
内有热气朝外抖，
名反胃，食不呕，
启膈饮儿开胃口。
启膈饮，丹郁金，
贝母石菖荷叶心，
杵头糠，大沙参，
砂仁枳壳共茯苓。

　　道医选用《医学心悟》之启膈饮，以治食积症之膈食症，临床很多医生在一起交流，谈到这个方子治反胃有效，有不效；看来关键还在于审证求因，分清寒热虚实。这里道医选启膈饮的病机关键的一句是"内有热气往外抖"，病人口干，舌黄，吐出物酸臭难当都是隐语，没有明说。这里与上一条的左归饮治症显然还是有区别的，左归是真阴不足，此条是食积热证。

吐食证，有冷气，
食不下容名反胃，
头烦痛，吐不记，
吴萸汤儿出金匮。
吴萸汤，用人参，
吴萸炮姜又回生，
加大枣，一处烹，
管教枯木又逢春。

上节讲的是食积反胃的热证，本节为吐食反胃之寒证，用《金匮》吴茱萸汤，常州吾张师爷元凯先贤处理因寒反胃症用的是大半夏汤，他对隔食的处理还有个秘方：急性子50克，荜澄茄50克共研，黄豆大小，一次3克，日三次（张注曰：余以此药治贲门、幽门梗阻甚效，从《本草纲目》悟出）。我临床亦用过十几例，觉得在缓解膈塞方面疗效可靠，对膈食噎食确有妙用。气、膈、罗、膈、肿为中医五大难症，这里再补见闻数则，以广其法。曩年在陕南时，闻安康古城丁字街有一医治此症有"舔石疗法"，就是让病人一天到晚舔一圆形的砭石，将唾液不停地悉数咽下，意念送入丹田，一般一百天可以治愈。我思考这个舔石咽津的过程就相当于练气功。又在《浙江中医杂志》20世纪90年代某期述：清末某医治此类真阴枯竭的膈食症处方开出甘蔗一船，后果治愈，还深得叶天士的嘉奖！另陕南民间有用香菜上所生之绿色虫子炙干研粉吞服，但采撷时有时间性，必须于太阳初出山时，还要求只捉头往下向地面的虫用了才有效。

蛊胀门

蛊胀证，有实虚，
临证加减用功夫，
若脉大，实不虚，
宜用七气健中居。
七气汤，四味药，
半夏茯苓枳厚朴，
看证加，要活泼，
不必板格太执着。

此七气汤与《深师》七气汤不同，与《局方》七气汤近似，此道医之七气健中汤是《局方》七气汤去紫苏而易枳壳也，以治脉大的蛊胀实证。总不外辛以行气，苦以降气而已，可视其兼证而加减。

水胀证，水食攒，
肚如筲箕只胀满，
按坚硬，便不减，
请君专用胃苓散。
胃苓散，有威灵，
桂枝泽泻厚朴陈，
苍白术，猪茯苓，
炙草生姜水煎吞。

三焦者，水液之道路也，这个胃苓散能畅通三焦，故为水胀之良方，乃治水王道之法也。这个水胀症相当于现代医学之肝癌腹水期，是气血水缠为一体的疑难重症，当然不一定是死症，我曾得常熟仙婆之传治好了几例这样的大症，一般要一个月左右时间，且天天换方，最后要用紧皮方，开盐方，且还要医生亲自护理。所以不是至亲挚友，我一般没有精力治疗此病。她这个治法得自于其姥姥之传，她姥姥生了此病年余，自问已无生理，忽于匣中搜得此方，照服三轮，复得安全，慨然长叹"真乃起死回生之妙方也！"此方运用不可稍有加减，不可违误服药时刻，又不得求速效，有患此症者，还需坚信勿疑，珍重自爱，至切至切！我本想公布于此，然则仙婆不肯，再者篇幅浩大（十二页之多），所以暂时搁置，以待时机成熟之时，石镜重明！

蛊胀证，内有虫，
唇舌斑点不相同，
不食痛，得食松，
化虫丸儿有神功。
化虫丸，有使君，
鹤虱槟榔苦楝根，
抚芎热，白矾生，
肠胃诸虫永绝氛。

丹道医家认为虫为灵物，为寄生物，每个人身体内都有此物，其意识与人通。但此物超过一定的数量则为害，故民间打虫药，见虫则止，衰其大半而止，不可伤到好虫。《胎胪药录》已佚，但民间有之，所谓"礼失而求诸野"。神医李阳波治一妇人石瘕，曰之是虫，用当归、赤芍、桃仁、丹参、枳实、大黄、柴胡、雷丸。本病人已约好医院手术，结果服此一服，月经无血丝，再查子宫肌瘤消失矣。雷丸治鬼胎、肠痈好，虚人勿用！此本以菌治菌，以余治余之法也。人身之瘤为人之余，桑之余为寄生，枫之余为猪苓，松之余为茯苓，竹之余为雷丸，木耳外用治疣，灵芝槐耳抗癌，物以类分，方以群分，衰之以属云云。

喘气门

喘气证，痰上攻，
外感伤寒及伤风，
涎涌颈，气不通，
苏子降气有神功。
降气汤，前胡当，
半夏陈皮厚朴桑，
紫苏子，黑沉香，
引用甘草红枣姜。

苏子降气汤出自《和剂局方》，有降气平喘，祛痰止咳之功，此处经道医加减，去肉桂加沉香、桑白皮。沉香之加有深意在焉，沉香降气，气往下走，痰饮也往下走，桑白皮泻肺火，火去则痰不生，任何的喘咳症在临床上都是寒热虚实错杂的，单纯的证那是教科书上的强分，人为的成分很重。我运用此方时一般还会加入五味子加强收降之力。这治的是上实下虚的寒湿痰喘证。还有一种风寒外束，痰热内蕴的哮喘证，吴平格（庚生）说：当年他的老师马培之（孟河医派开山人物之一，是我们的祖师爷）喜用定喘汤（定喘白果与麻黄，款冬半夏桑白皮，苏子黄芩甘草杏，宣肺平喘效力彰），大约与江南的多热多湿气候有关联。另外，我在喘咳哮的缓解期常参《皇汉医学》中的《金匮》桂枝茯苓丸、大柴胡汤合方，按医人经验，这样有活血的作用，他们的理论是喘证的缓解期有瘀血，把这个瘀拿掉了，以后就可能永久性治愈，我在这个合方的基础上再加入参蛤河车散熬成膏，一老妪连吃三年后，气喘未发。另民国时海上名流陆清洁曰：冷哮喘病发时，冷汗出，四肢不温，脉微细，但欲寐，气促神疲，服四逆汤及甘草干姜汤终可杜根。陆氏因赤子患此病，阅《千金方》卷十八，发现款冬丸、蜀椒丸，恍然大悟，蜀椒丸（蜀椒、乌头、矾石）、款冬丸（附子、乌头、天雄）其子服后良效！《千金方》自序"吾幼遭风冷，屡造医门，汤药之资，罄尽资产"，故书内对于沉寒痼冷，辄多奇方，余馨香祈祷，愿世人勿以《千金方》

为高谈阔论，更勿畏怖毒药，更以十二分之热忱，愿世之患冷哮虚喘者，毋庸绝望，孙先生自有奇方也，愿同道借此传扬，庶为我儿造福！陆氏又曰："款冬丸余以是方药味过多，只取款冬、蜀椒、乌头、附子、天雄合等分配服，丸如绿豆大，每次饭后吞服一至二丸，日三服，连服四月，至今未发！"（我按：乌头、附子、天雄大毒，要在医生指导下用药）。

郁喘证，有七情，
气结胸膛腹胀膨，
咯不出，咽不吞，
七气汤儿有威灵。
七气汤，四味药，
半夏茯苓共厚朴，
紫苏加，姜枣酌，
连服数剂厄可脱。

本节为气郁而喘，道医选用七气汤，这一次同蛊胀门不同，用的是《局方》原方，在蛊胀门用枳壳以加重通下之力，此处用紫苏走上焦以畅胸膈而化痰。我认为郁喘由气结引起，还可配入郁金、柴胡、制香附。

虚喘证，是内虚，
酒积房劳精血枯，
喉扯锯，鼻气粗，
补中益气喘可收。
益气汤，首黄芪，
人参白术共当归，
升麻草，紫陈皮，
姜枣为引酒服宜。

　　我于肾不纳气之虚喘常在补中益气汤中加入紫石英及大剂量的山萸肉，一般要用到 120～150 克，这样可防阳气拔根，有来服汤意，更进一步是虚喘之证常伴有汗多，也会一同治愈。

血证门

失血证，有几般，
吐血衄血或兼痰，
小便赤，大便鲜，
犀角地黄总方栓。
犀角汤，四味药，
生地白芍丹皮角，
发癫狂，黄芩着，
怒气栀子不消说。

　　道医此处仅举数例而已，犀角地黄汤是用于血热妄行，血不归经的方子。血症的方子很多，如十灰散、炮姜炙甘草血余炭汤、黄土汤。用了都有很好的疗效，血症方面最好的参考书是唐容川的《血证论》。

亡血证，吐红光，
鼻血不止名亢阳，
小便淋，大便畅，
我有加减四物汤。
四物汤，生地黄，
当归白芍川芎强，
石菖蒲，大三黄，
茯苓地骨柴胡功。

此用四物汤加石菖蒲、三黄（黄连、黄芩、大黄）、茯苓、地骨皮、柴胡。石菖蒲能降阳于海底，再从海底而升起，三黄能凉血，地骨皮、柴胡能解血中之郁。

伤血证，外感邪，
内伤七情有虚热，
或吐红，或鼻血，
我有神方侧柏叶。
柏叶汤，用当归，
姜艾柏叶烧成炭，
马童便，要三杯，
开水冲服效如雷。

侧柏叶汤为丹道秘方，这里"马童便"是马通（即马的大便绵裹煎汤滤水），再兑入小男儿的尿。古代的人他们就这么用的，现代人恐难以下咽。疗效是可靠的，我没用过就不会这么说（大约很久以前了，20世纪80年代末）。另外，四川的卢火神卢铸之有"引血归原法"——白芷、蒲黄、西茴、艾叶、松节、葱白、甘草。我亦运用了多例，对他方不效的血症，一周基本能搞定。还有些阳不固阴的血症，用四逆汤加味也能立竿见影，如我2013年11月治一例男子尿血。患者为常州武进区打工人员陈某，洛阳人。诊断：尿中有血块，伴见血精！同时还有痔疮，性欲低下，多家大医院治过来，无效！我接手，方开：桂枝50克，黑附片70克，炙甘草50克，炮干姜各50克，三七粉30克，仙茅30克，仙灵脾30克，仙鹤草60克，白术30克，五子衍宗丸各30克。水煎三小时服用，连服两星期，诸症悉愈，至今三年未发。另我曾治一真红细胞增多症，亦属现代血症范畴，患者晕倒过两次，被医院查血确定为此症，医院要求做"血滤"治疗，患者不肯，经人介绍来我处治疗。我也是第一次治疗此种病，用徐灵胎《女科指要》中的活血汤合用郭士魁先贤的"真红增多"方变通：蒲黄15克，五灵脂包15克，苍术15克，郁金15克，赤芍15克，泽泻6克，桃仁9克，琥珀3克（冲服），枳实10克，龙胆3克，黄芩12克，川芎5克，当归10克，白茅根30克，鸡血藤30克，焦栀子10克，三棱15克，莪术15克，银柴胡12克，忍冬藤30克，丹皮6克，青黛3克，卷柏30克，知母6克，生地20克，黄柏6克，怀山药15克，山萸肉15克，代赭石30克，广木香3克，仙灵脾30克，桔梗10克，女贞子30克。水煎服，前后变通用药四十九天，指标节节下降（血红蛋白从224→202→175→165→155（g/L）），直至正常，头晕消失。令化验医生震惊称奇，其实中医原本就能常常创造奇迹！

水肿门

水肿证，有阴阳，
横身肿得亮发光，
阳气短，阴气长，
五皮饮儿是总方。
五皮饮，他为君，
大腹桑皮茯苓陈，
阳通芪，防己存，
姜附肉桂阴证灵。

五皮饮出自《三因极》，我每见证用越婢加术汤合用五皮饮再加沉香少许，取气往下行则水行。一般二三天就会见效！如果兼蛋白尿和隐血长期不消失，就用道医留下的散方来治疗，因为病有轻重，人有男女老幼，他当初就没有给我药量，这个需要自己斟酌，很遗憾！这个方的组成是：生薏米、石韦、仙鹤草、益母草、黄芪、白参、旱莲草、苍术、金樱子、益智仁、怀山药、芡实、木防己、白术、补骨脂、巴戟天、肉苁蓉、紫菀、黑附片、肉桂、菟丝子、仙茅、锁阳、台乌、杏仁、桂枝、大黄、茯苓、泽泻、猪苓、白芍、升麻、法夏、厚朴、枳壳、陈皮、怀牛膝、木瓜、松节、龟板、葫芦壳、干蟾皮、血余炭。这么大的方子，一定要有主次哦，等量没有用的，打一料粉子一千克重，每服3~5克，日三次，服三个月，一料药也完啦，从此也长期治愈啦！方虽杂，但配伍严谨，有其复杂的机理在焉，有升降，有开合枢理论，凡此种病乃是太阳的开机与阳明的合机都出问题！这就叫"临证察机"，使药要和。

虚肿证，气血虚，
手按沉坑去复初，
年老迈，瘦弱枯，
五皮加减可能服。
五皮饮，以为君，
加减白术共人参，
若少壮，枳实临，
萝卜子炒煎水吞。

此症多为心源性水肿，要先治原发病，本处之五皮饮为《和剂局方》之五皮饮，有地骨皮、刺五加两味。道医生前曾言，加枳实萝卜子者乃下气也，萝卜子有冲墙倒壁之功，故少壮之人方可服用。如果怕利水则伤阴，可合生脉饮（生脉麦味与人参），我曾用生脉饮合小柴胡汤治愈一例心源性水肿。

气肿证，兼喘气，
口食酒饮不知味，
小肠气，便不利，
真武汤儿是总的。
真武汤，芍药魁，
白术茯苓甘草随，
炮附子，姜枣宜，
管教服后效如雷。

道医用真武汤同四川的火神卢氏不同，他不允许取掉芍药，言芍药正可制约附子的偏性，说什么"一行服一行，扁担服罗筐"，他治偏头痛时用散偏汤也用白芍制约川芎，要等量！另道医用这个真武汤（又名玄武汤，四神汤之一）治水肿还会加入一味奇怪的虫子，此虫生于大山深处的石岩下的干燥土中，有它的地方就有一个圆圆的小土窝，虫藏在土窝里，道学上歌曰"手把青秧插满田，低头便见水中天，六根清净方为道，倒退原来是向前"，这个虫子学名"蚁狮"，把它加入真武汤中不光治水肿效果好，还能治腹水！我在陕南开始用，至江南用了几十例了。每付药放个5~7只就行！

眩晕门

眩晕证，皆属肝，
头眩眼花心不安，
寸脉实，大黄安，
寸脉若虚鹿茸餐。
大黄散，酒大黄，
茶调三钱久服康，
鹿茸散，酒饱尝，
久久服之自然强。

道医从寸脉虚实辨证之虚实，凭脉下药，实证用大黄粉茶水调服，虚证服鹿茸散用酒饮而升提。中国著名中医临床家朱良春先生用大黄粉推陈致新，延缓衰老，降低胆固醇、甘油三酯以治三高症。他的用法是生大黄粉，以胶囊装盛，每次二粒，每日 1~2 次，一般一个月后三高症均会明显下降，持续服用，老年斑可逐步消退，精神振爽，思维敏捷，步履轻健，大有延缓衰老之功。但体秉脾虚便溏者可减少用量。神医李阳波曰："用会柴胡大黄，则可横行天下。"

眩晕证，亏肾经，
四肢无力头脑晕，
头脑痛，足踡筋，
加味左归饮得真。
左归饮，酒地黄，
山药云苓吴萸娘，
苁蓉短，甘草长，
枸杞川芎细辛当。

左归饮出自《景岳全书》，因本节之眩晕是真阴亏虚引起，真阴虚则四肢无力，眩晕，抽筋接踵而至。左归饮乃是正方，教材上也有，这里就不多赘述。

眩晕证，身冷寒，
上吐下泻欠安然，
脑肋痛，腹胀坚，
命门火衰正元丹。
正元丹，有人参，
黄芩山药白茯苓，
加甘草，为丸吞，
外加制造要精心。

正元丹出自《和剂局方》，道医运用时为求稳妥，做了大幅度的删减，他这里是去掉了红豆、干姜、陈皮、白术、肉桂、川乌、附子、川芎、台乌、干葛、黄芪又加了一味黄芩。命门火衰为脉象上当有右尺沉微或者浮越而飘起来的脉。我认为这里面的阳三味姜附桂不减掉为妥，这三味能补阳而点火，减掉了拿什么去补命火啊，也许道医有别的用意，他这个变化了的正元丹我没用过，也不便多说，暂时就存疑吧，此处抛砖引玉，有待高明教我是幸！

癫狂门

癫狂病，有阴阳，
痰迷心窍发癫狂，
阳主动，手足扬，
礞石滚痰保安康。
滚痰丸，用青礞，
用硝入罐火煅红，
加大黄，烧酒烘，
黄芩沉香有神功。

该方出自《丹溪心法补余》，效非寻常！两千年初，陕南某中学生，做暑假工，去的不是好地方，从此癫狂（精神分裂症），我仅用礞石滚痰丸四盒（六克一袋，一盒十袋），日服三次，每服一袋。服完后，也不上学了，去了广东打工，零六年我回乡探亲，得知此女孩已结婚生子，还用自己打工所得把她弟供养成硕士毕业。我心里很欣慰，在这个扑朔迷离的世界上，有人害人，有人救人，以自己的所学能救人于水深火热之中，让被弃置的灵魂复苏，我自己同样感动，感动自己有幸降生在这个古老文明的国度中，更有幸能学到这古老的唯一的能实证中国文化的古老医学。突然想起廖老的一句话"欲亡我民族者，先亡我文化，欲亡我文化者，先亡我中医"。中医现在是进入到了前所未有的传承危机时刻，希望自己的努力哪怕是大海里的一滴水，我也愿以一生为代价，把这个事业进行到底，心中的郁郁寡欢已是没办法的事，我只要一看见病人面上的笑容，我寒冰般的心顿时化为二月的杏花烟雨，路还长，愿与同道共勉之，我们一同背纤呐喊吧！

癫狂证，静主阴，
哭笑无时骂六亲，
不顾羞，脱衣襟，
磁朱丸儿久久吞。
磁朱丸，是为佳，
二两磁石两针砂，
神曲糊，和成粑，
蜂蜜为丸病自瘥。

磁朱丸出自《千金要方》，由神曲、磁石、光明砂组成。有重镇安神、潜阳明目之功，还可用于肝阳上亢之耳聋耳鸣，《世补斋医学全书》、《唐容川医学一见能》都是这么用的，我以此方合用六味地黄汤，治一例耳聋耳鸣，有幸戈获！至于静癫之症，我没有遇上，实践经验是零，但我不主张"磁朱丸儿久久吞"，这个药有朱砂，只可中病即止，不可久服，有肝肾毒性沉积的可能！

癫狂证，肝经热，
囊肿腹胀大便结，
心火焚，小便涩，
五痫龙荟丸用得。
龙荟丸，川大黄，
黄连黄柏黄芩当，
龙胆草，麝木香，
栀子青黛曲姜汤。

此为丹道验方，为三黄汤加味，治睾丸肿大腹胀便秘之癫有神功。其用药"眼目"是"肝经热"。足厥阴肝经环绕阴器一圈，肝经湿热内陷，当有此见证，陷入肠就是热痢带血，用白头翁汤。陷入生殖器官，就是本病，用这个龙荟丸。这里顺便介绍一个人家的经验，东北的刘教授，他用风引汤治好了一例长达十七年的百治无效的癫痫病人，可师可法也。

五痫门

五痫证，似中风，
牛马鸡猪羊五宗，
忽仆地，学猪哄，
导痰汤儿有奇功。
导痰汤，陈茯神，
石菖瓜蒌胆南星，
雄黄贝，薄枯芩，
天麻郁草沥姜辛。

导痰汤，能燥湿化痰，行气开郁，方源《济生方》，《妇人良方》亦见之。《传心录》曰："痫证大抵属痰火与惊，不必分五等治法，大率行痰为主"，道医的导痰汤（陈皮、茯神、石菖蒲、瓜蒌、胆南星、雄黄、川贝、薄荷、枯芩、天麻、郁金、竹沥、生姜、细辛、甘草），是在《济生方》原方中加入石菖蒲、瓜蒌、雄黄、川贝、黄芩、天麻、郁金、竹沥等，经此变通，其开窍化痰之力猛增。

五痫证，热与痰，
足弹手舞似打拳，
目上视，口流涎，
朱砂丸儿保安然。
朱砂丸，全虫身，
胆草巴豆共南星，
炒石灰，制巴仁，
麸糊为丸姜汤吞。

朱砂丸出自《太平圣惠方》，方由朱砂、牛黄、麝香、天麻、南星、干蝎、白附子、干姜、巴豆组成。功用：定惊祛痰，舒筋化滞。此处道医去牛黄、麝香、天麻、白附子加龙胆而成。

五痫证，不一般，
俗名母猪羊角癫，
手足舞，眼睛翻，
有一总方无双丸。
半天麻，地黄参，
焦术独活角苓星，
当姜枣，陈莲碾，
苦芎志附牛黄芩。

　　道医治痫无双丸，由人参、地黄、天麻、半夏、炒白术、独活、犀角、茯苓、南星、陈皮、莲子、苦参、川芎、远志、附子、牛黄、黄芩、生姜、大枣组成，似由半夏白术天麻汤加远志、苦参而成，别小看这杂七杂八的方子，没有效果的话，又如何称其为"无双丸"呢？

五疸门

五疸证，有几桩，
风寒暑湿火为殃，
脾经病，横身黄，
我有总方平黄汤。
平黄汤，羌辛防，
柴术独长葛根香，
白芷赤，茯苓芎，
苏木草朴姜神曲。

平黄汤为丹道秘验方，由柴胡、白术、葛根、藿香、二活、防风、白芷、茯苓、川芎、苏木、川朴、神曲、生姜、甘草组成。这个方为治黄疸之总方，针对的病因是"风寒暑湿火"、"脾经病"。是"混沌汤"的类别，融清热、祛风、升提、祛湿、理气活血、健脾消食于一体，似无章法而实更多深意，你们不妨花点时间去读裘佩然的《壶天散墨》，读完了也就明白了此方的高明之处。疗效是可靠的，以前看道医这么用，还会加入秦岭山上的特产连轺（就是连翘的根皮），他说这是黄病之圣药，张仲景的名方，麻黄连翘赤小豆汤就用的是这个东西，是不容争辩的！

五疸证，横身黄，
周身肿的量发光，
风湿热，在脾乡，
请君用此茵陈汤。
茵陈汤，茵陈君，
白术猪苓及茯苓，
苍术妙，泽泻停，
肉桂加之水煎吞。

本节为黄肿病，方用茵陈五苓散，利湿消肿退黄。峨眉丹道医家周潜川先生处理阳黄，色鲜明如橘者，茵栀四苓散再加三角风、星宿草，看来这都是一脉相承的！

五疸证，有女劳，
名为阴疸黄肿浮，
面黄黑，脉细渺，
加减八珍有功劳。
八珍汤，参术苓，
熟地白芍当归身，
加桂附，添茵陈，
炼蜜为丸久服灵。

　　道医他没有用仲师的硝石矾石散治女劳疸，而是用《正体类要》的八珍汤加附桂茵陈治之。八珍汤在丹道医学中因其能令人身圆运动复圆，故得到了很好的运用，如补一还少丹、武当太和丸中都有八珍汤。潜川师认为腰椎间盘突出，骨质增生是人的骨盆、泌尿系统长期气血亏虚，下元无以作强而致，选用八珍汤加续断、杜仲、细辛（引经药）治疗。他治阴黄面青发黯，认为是气郁，肝血极亏所致，多见于肝病后期，用四物汤（内用生地），重用鸡内金、鲜小蓟汁兑服，一般二十剂治愈。看一看，再想一想，肝硬化以后的病人的面色是不是这样啊，原来治疗起来也不难，关键是一个"信"字，可别把那些西医治的快不行啦，命悬一线的弄来，经过西医动过的别找我！另外，我的老师王道医治面瘫及面神经痉挛的患者，他认为是气血双亏，也运用八珍汤加桃仁红花，再入升麻少许以升提中气。

关格门

关格证，气不通，
上寒下热阻膈中，
小便闭，大便壅，
开关汤儿有神功。
开关汤，枳实陈，
苏子贝母川砂苓，
香附子，瓜蒌仁，
草厚沉木二相亲。

关格者，病名解释有四种说法：其一，小便不通名关，呕吐不已名格，小便不通与呕吐并见名关格。其二，大便不通名内关，小便不通名外格，大小都不通名关格。其三，指上不得入而呕吐，下则大小便秘结者。其四，指呕吐而渐见大小便不通者为关格。总之，其病机都是道医说的"上热下寒阻膈中"，其症状就是呕吐，大小便不通。这里道医用的是开关散，为丹道秘验方，药由枳实、陈皮、苏子、贝母、川大黄、砂仁、茯苓、制香附、瓜蒌仁、厚朴、沉香、甘草组成，功用行气解郁，清热通便。

关格证，有寒热，
大便不通小便难，
肚膨胀，肠胃坚，
生危散儿可值钱。
生危散，皂滑三，
六钱大黄吹幽关，
皂滑六，大黄三，
吹入小便可通关。

生危散，是丹道医学外导秘方，即皂角、滑石各三钱，生大黄六钱，煎汤或泡汤，注入后窍可通大便，要通小便则皂角、滑石各六钱，生大黄三钱煎水或泡汤，注入尿道。这个在没有开塞露的年代还是比较先进的。道医治这个还有一个内服的倒换散，他用的药是荆介和生大黄，小便不通荆芥30克，大黄15克，水煎服。大便不通则荆芥15克，生大黄30克，水煎服。颇类喻嘉言之进退黄连汤的用药特色。

关格证，因寒热，
二便不通莫奈何，
胸中满，肚膨胀，
大柴汤儿可用得。
大柴汤，用将军，
柴胡枳实一同备，
黄芩姐，芍药姑，
姜枣为引同煎服。

因其症有寒热往来、胸中满、肚膨胀、大小便不通，故道医选用了有和解通下作用的大柴胡汤。所谓"少阳阳明同合病，和解攻里效无双"，今大便一通，小便未有不通的，这个是生理常识！

痰饮门

痰饮证，水气作，
行止坐卧咳嗽咯，
吐涎痰，晕脑壳，
化痰丸儿顶好药。
化痰丸，香附梗，
瓜蒌忙忙奔天庭，
青黛半，红橘陈，
海粉芒硝连轺芩。

化痰丸为丹道秘验方，方由制香附、桔梗、全瓜蒌、青黛、半夏、橘红、海蛤粉、芒硝、连轺、黄芩组成。功用清热化痰，理气止咳。内中有一对药青黛和蛤粉，这就是著名的名方黛蛤散，黛蛤散3~5克，蜜一匙、麻油3滴，开水服，治黄痰久咳呛咳可立竿见影。我在一九九八年用于一位江苏滨海男子，半小时起效，那男人佩服得五体投地！古籍记述有御医得此方得以保命，详见参黄子《医方考》。

痰饮证，内有热，
痰齁气喘又是咳，
手足心，似火燹，
大青龙汤是妙诀。
青龙汤，有甘草，
麻黄桂枝石膏妙，
大杏仁，大西枣，
生姜为引服必好。

本节用《伤寒论》之大青龙汤。见症当有发热恶寒身疼，不汗出而烦躁，脉浮紧。道医总能教会我们一些辨证的切入点，如此节的"痰齁气喘又是咳"、"手足心，似火燹"。

痰饮证，吐沫涎，
脐下有声头晕眩，
有水气，积下田，
五苓散儿可值钱。
五苓散，有威灵，
泽泻桂枝以为君，
焦白术，猪茯苓，
一日三服汗出宁。

本节用《伤寒论》的五苓散，见症当有口干，小便不利。当年道医用这个来考我，不出药，让我给出方子，我写出来的是真武汤，他说病轻药重了，丹道医学治病有次第在焉。道医的东西我知无不言，言而又怕勿尽，此处再补数条以广大之，愿同道惜之，粉丝们藏之。这个痰饮分类极多，有滞痰，有湿痰，有寒痰，有热痰，有肾水成痰等，"百病都由风痰生"。古人所立治痰之方，皆是治痰之标，而不能治痰之本也。如二陈，上中下久暂之痰通治之，而无实效也。今立三方，痰病总不能出其范围也。初病之痰（伤风咳嗽吐痰是也），用二陈汤加花粉、苏子。二剂痰可消矣。已病之痰（必观其色之白与黄而辨之；黄者火已退也，白者火正炽也。正炽者用寒凉之品，将退者用祛逐之味，今一方而俱治之）。用二陈汤去半夏加枳术汤白芥子，有火加栀子，无火不必加，治痰在中焦者。久病之痰（多为肾水亏损，非肾水泛上为痰，即肾火沸腾为痰，当补肾以祛逐之），用八仙长寿丸去丹泽加四子（芡薏智车），若火沸为痰加肉桂一钱。无火者八仙长寿丸加附子肉桂可耳。记住！这是真经文"南无阿弥陀佛"。

消渴门

消渴证，津液干，
上中下消有三般，
渴不止，诸消专，
八味饮儿可能安。
八味饮，六味丸，
再加肉桂五味添，
汤放凉，任意餐，
全当茶饮自然安。

言消渴（三消）都有共同症状——"渴不止"。方用八味饮，为六味丸加肉桂和五味子。六味丸出自《小儿药证直诀》，功用滋阴补肾。从此处可证古之消渴并不等于今之糖尿病，这里给西化的中医以当头棒喝！中医诊疗并不是你现在对号入座的那种"中医"。

消渴证，有中消，
咳饮入喉急饥嘈，
外寒冷，内热烧，
调胃承气汤为高。
承气汤，有调胃，
芒硝大黄甘草配，
三味药，开水兑，
连服几碗渴自退。

中消用《伤寒论》中的调胃承气汤，是为治中焦而不犯下焦也。这个中消是口渴，吃的多而吸收的少，包括糖尿病和甲亢等。

消渴证，有下消，
饮一溲一便如膏，
上时饮，下时漂，
肾气丸儿最为高。
肾气丸，即六味，
加车前，与牛膝，
共研末，和蜂蜜，
寸冬煎汤吞百粒。

下消用六味加车前子与牛膝。此肾气丸非桂附地黄丸，乃是《济生方》之肾气丸也，功能：温补肾阳，利水消肿。程钟龄《医学心悟》曰："三消之证，皆燥热结聚也"，近人李可氏用理中丸合乌梅丸治消渴病，是从太阴与厥阴论治，他的思想来源于《圆运动的古中医学》，认为消渴是木不固土，要"植树造林"。此病难医，非今之西化中医概以"滋阴润燥"那么简单的治疗思路。我认为此病为生活习惯不好而生成，曾见一大富大贵的富婆，人偏胖，少运动而吃夜宵，吃完夜宵就睡觉，已打胰岛素一个星期，全身上下没一处是舒服的，到我处问询，我没有开处方给她，而是建议她马上停打胰岛素，停吃一切降糖药，每日下午四点半以前吃完晚饭且不再吃任何东西，至第二天晨起才能吃饭。且下午晚饭后就出去小跑散步，天黑回家，每日如此，三月后再开始处方治疗。结果三个月下来，体重减了十几斤，再测各项指标全部正常，也就不需要开中药治疗了。因此，有人说糖尿病是遗传性疾病，我坚决反对，我认为即使是遗传也是生活习惯遗传。父母晚饭吃的晚，吃完就看电视，看完电视就睡觉，孩子也养成这个习惯，晚饭一吃就窝在家里，久而久之，产生了糖尿病的成因，长大了也没改正这个不良习惯，于是乎一家人都是糖尿病，西医没法解释，就说是遗传性疾病。

虚烦门

虚烦证，不得眠，
皆因病后精血干，
睡不着，神不安，
温胆汤儿真值钱。
温胆汤，半茯神，
枳实竹茹甘草陈，
苦远志，酸枣仁，
灯心为饮煎水吞。

温胆汤方出自陈言《三因极一病证方论》，功用：理气化痰，清胆和胃。此处道医运用时加入苦参、远志、灯心（引），去掉姜枣。从升降的角度来治虚烦，是在丹道医学"气"的层面上。温胆汤这个方子很了不起，广东某医家在全面考查了广东省的气候及民众的发病情况后，他把这个温胆汤定为他临床的专用药方，欲知具体的情况请您参阅《南方医话》。四川曾辅民教授在《方论撷英》中对五脏系统用方仅选二十方，温胆汤被脾脏系统选中。

虚烦证，因七情，
喜怒哀乐悲恐惊，
凡情扰，伤了神，
加减养心汤有灵。
养心汤，黄连参，
麦冬柏子共枣仁，
远志草，当归陈，
金箔十张半茯苓。

养心汤出自《仁斋直指方论》，由黄芪、白茯苓、茯神、半夏曲、当归、川芎、远志、辣桂、柏子仁、酸枣仁、北五味子、红参、甘草组成。功效：养心安神，治心虚血少，惊惕不宁，是在丹道医学"神"的层面上来治虚烦的。道医做了修整，加黄连、麦冬、陈皮、金箔，去掉黄芪、川芎、辣桂、五味子这些偏温的药物。黄连苦入心经，麦冬能清心滋阴，陈皮能理气化痰，金箔有重镇之功。诸药相合，共凑养心安神，滋阴镇惊之功。

虚烦证，心火炎，
时刻烦躁爱多言，
昼夜坐，不安眠，
菩提饮子解虚烦。
菩提饮，用人参，
寸冬天冬酸枣仁，
石菖蒲，黑玄参，
桂圆红枣引灯心。

菩提饮子为丹道秘验方，偈语曰："菩提本非树，明镜本非台，本来无一物，何处染尘埃。"俗语曰："心静自然凉"，此处喻服了人参、麦冬、天冬、枣仁、石菖蒲、玄参、桂圆、红枣、灯心这些药，就像饮了菩提果汁一样，能让躁动的神安静下来。从功用看，是滋阴养心，交通心肾。心脑肾是一体的，没有错！当然阳明主心脑肺胃大肠也不是虚语。

不寐门

不寐门，心家虚，
睁眼难睡似择铺，
神气弱，精血枯，
加味远志丸能舒。
远志丸，有人参，
柏子远志朝茯神，
石菖蒲，酸枣仁，
炼蜜为丸早晚吞。

加味远志丸亦是从丹道医学"神"的层面来调理失眠，方源《济生方》，道医去龙齿而加枣仁、柏子仁。我认为加上龙齿也未尝不可，龙齿有镇潜之功，龙性有灵！

不寐证，在肝经，
木无水生枯了根，
不安魄，不藏魂，
安魂定魄丸有灵。
安魂丸，用琥珀，
朱砂将油飞净法，
酸枣仁，黑京墨，
竹叶煎水安魂魄。

人有三魂七魄，心藏神，肝神魂，肺神魄，脾神意，肾神志。水不生木，木不生火，火不生土，土不生金，故神魂魄皆四处晃荡，其能安睡何？安魂定魄丸为丹道秘验方，古味十足！不信就去看上世纪四十年代前那些大家治失眠的方子，有没有琥珀？有没有竹叶心？有没有京墨？琥珀为松树之脂，京墨为松树之炭，皆有安神定魄之功，琥珀还有利尿之能事，枣仁入肝经则安魂，朱砂入心经则安神，竹叶芯清心。国医大师朱良春说："松节能安眠。松柏者，木之灵植也。寿比天地，陕西黄帝陵轩辕黄帝手植之柏，至今尤郁郁苍苍，生机勃勃，已四千多年啦！"我认为此方入柏子仁更为合洽，万物皆向阳，柏独西顾，《埤雅》云："柏之西指，犹针之指南也。"寇宗奭云："予官陕西，登高望柏，千万株皆一一西指"。西者，肺金也，魄也。金气为降，木气为升。金木者，左右之道路也。余五运六气之四圈图，左右两圈开者，此人必生肝病，所以此方入柏子仁则更符合安魂定魄丸之方名。我运用时也常常加入柏子仁，疗效比不加为优。当然我还会加入百合、紫苏。道医告诉我这一对对药出自《侣山堂类辨》："庭前植百合、紫苏数茎，见百合花昼开夜合，紫苏叶朝挺暮垂，因悟草木之性，感天地阴阳之气为开阖也。"道医说这样用于失眠是取类比象的用法。他说："春生夏长，秋成冬殒，四时之开阖也；昼开夜合，朝出暮入，一日之开阖也。"百合养阴润肺，清心安神。紫苏疏肝解郁，宽胸下气。二者相合，清心安神，疏肝解郁，不失为治失眠的一对好对药！

不寐证，有几般，
七情六欲惹恼烦，
睡不着，心不安，
独味散儿当灵丹。
独味散，药不多，
一两枣仁研细末，
金竹叶，煎水喝，
魂安魄定睡得着。

失眠乃疑难证也，为困扰现代人的主要症候之一，此独味散我常常运用的，这个方作用的是心肝脾经，方子小不是不辨证！同样要辨证，这个方治的是心火有点大，心脾有些虚。我还有一个金振堂老先生的家传方：琥珀、炒枣仁等量，晚睡前服用3～6克，一周可效，可治疗顽固性失眠！神医李阳波有一个失眠方是他自己发明的，他据"胃不合则卧不安"及开合枢的理论，发明了麻黄细辛灯心散来治失眠。他说阳明不合就失眠，但原因很多，若火热施于阳明而引起的不合，用黄连阿胶汤会有效果。阳明的合与太阳的开虽然正好相反，但是，两者是相互影响的，麻黄细辛灯心散就是调开以治合的方法。但这个方是治辰戌丑未之年出生的人的失眠，而且服用时间必须是午前服用，午后服用肯定不行！另外这个灯心草不经特殊处理是打不成粉的，要打成粉就得先把灯心草用熟米粉汤先刷一道再晒干就容易打成粉了。这个我给几个患者用过，有人当天晚上就睡得很香的。

因为这个病不好治，所以这里就多说几句，要治好这个失眠，同别的病一样，是要辨证求因的。《孔伯华医集》失眠案按曰："或谓饮之以半夏使安眠，从《下经》法；或谓饮之以酸枣仁使安眠，从仲景法；其效皆良。如是者，首乌藤以安眠，黄连以安眠，灯心、竹叶又可以安眠，朱砂安神丸以安眠，交泰丹亦又以安眠也。一药一方，皆需对病。不眠有九气，亦称七情与寒热，寒热有内外之分，七情皆为里候。"《医效秘传——不得眠》则执简而驭繁，只用"阴阳辨证法"，说："夜以阴为主，阴气盛则目闭而安卧，若阴虚为阳所盛，则终夜烦扰而不眠也。"这个补阴就行，补不进去了还碍胃的话就要反佐点行气的香燥的药物。肝经湿火同样引起失眠——龙胆泻肝丸。胆虚痰扰的失眠——温胆汤。心胆虚怯，昼夜不睡，百方无效的服

《古今医鉴》"高枕无忧散"（人参、软石膏、陈皮、姜半夏、白茯苓、枳实、竹茹、麦冬、龙眼肉、甘草、酸枣仁），一剂如神，颇有温胆汤合归脾汤之意，实乃养心化痰利胆之良方。

厥逆门

厥逆证，在伤寒，
发病以后反热炎，
心烦躁，不安眠，
远厥汤儿是灵丹。
远厥汤，叫得灵，
三两白术三两姜，
寸冬枣，各三钱，
煎水吞入自然安。

　　远厥汤由白术、人参、寸冬、枣仁组成，以参术打底，治心先治中，心胃在经络里支相连，未有心病而胃不病的。枣仁左升，麦冬右降。这个方为丹道秘验方，主治伤寒发热，心烦不眠。既然是厥逆之证，"四肢发凉"都是隐语。此为寒逆之轻证，或者是"未病先防"的良方。若外热内寒，重者要用四逆汤，反之热逆就用四逆散。

厥逆证，伤寒中，
手冷如冰要火烘，
心烦躁，脉弱空，
三阳汤儿有神功。
三阳汤，起沉疴，
白术四两莫嫌多，
干姜片，附子陀，
各味三钱煎水喝。

三阳汤由白术200克、干姜15克、附子15克组成，即术附汤加干姜，喻有四逆汤意。《伤寒论》"下之后，昼日烦躁，不得眠，夜而安静，不呕不渴，无表证，脉沉微，身无大热者，干姜附子汤主之"，另"伤寒八九日，风湿相抟，身体疼烦，不能自转侧，不呕不渴，脉浮虚而涩者，桂枝附子汤主之，若其人大便硬，小便自利者，去桂枝加白术汤主之"。从《伤寒论》这两条原文观之，道医的思想，当从此处而悟出三阳汤。此厥逆当有大便硬见证，非独烦躁手冷脉弱空也。贯穿整部《伤寒论》都有"保津留神"四字，"神"即"津"所化也，此三阳汤用参术就是强神之基。我遇到津亏脾虚的便秘及脾虚的腰腿痛，白术用生的要60克以上。《神农本草经》："白术，味苦温，主风寒湿痹死肌，痉，疸，止汗，除热，消食，作煎饵。久服轻身延年，不饥。"

厥逆证，是危凶，
上寒下热气不通，
风寒毒，郁结中，
通气汤儿有大功。
通气汤，参两三，
五钱白术一钱川，
加苏子，和附子，
五味灵药一同煎。

通气汤由人参 65 克、白术 25 克、川黄连 5 克、苏子 50 克、附子一枚组成。上中下三路的药都有了，川连清上焦，参术保中焦，附子壮下焦元阳，苏子能降气，气有余便是火。丹道医学常喜用金石药如龙牡、磁石、苏子、枇杷叶以降气，肺气一降则十二经气皆降也。用这个通气汤把上寒下热的问题都解决了，上下的气机通了，又何厥逆之有乎？此则为丹道医学之又一特色。这个也是一个'三两三'。

反胃门

反胃证，肾气虚，
脉沉不足膈食居，
近易治，远难医，
五膈宽中饮用的。
五膈饮，青陈皮。
丁木二香厚朴焚，
白豆蔻，西砂仁，
甘草香附各等分。

　　这是说噎膈反胃病，近病易治，远病难收，在起病之初可用五膈饮，方出《和剂局方》，功用理气化滞。

反胃证，或吐血，
气脉衰弱五脏结，
食不调，初起膈，
赤龙汤儿可用得。
赤龙汤，当归陈，
桃仁半夏腹皮生，
红花朵，黑栀仁，
川连吴萸煎水吞。

赤龙汤为丹道医学秘验方。赤者，红也，赤入心经，心主血。此方正是治"反胃吐血"、"气脉不调五脏结"的验方。方由当归、半夏、陈皮、大腹皮、桃仁、红花、黑栀子、黄连、吴茱萸组成。方子喻有桃红四物汤、二陈汤、左金丸汤之意在焉。我曩年治肝硬化胃底动脉破裂大出血，曾用此方加入三七、代赭石、伏龙肝以配合西医治疗，疗效尚可！独味三七就有止血而不留瘀的作用，将宝素《椿田医话》中称"思一汤"，思者，云南思州，一者，独味也。但三七如果当成保健品长期服用有出血之可能，这一点应该慎重，我们医生不能夸大药物之作用误导病人！就像西医不要为了经济利益而过度医疗一样。

反胃证，有实热，
饮食不调脾胃膈，
得火吐，火燥烈，
清热饮子不屑说。
清热饮，山楂肉，
陈皮半夏茯苓功，
吹竹沥，唱神曲，
姜连连轺同一路。

清热饮子亦是丹道经验方，是治疗有实热的反胃病，其方药是寒热杂用的，清热药的分量要大于其他药物才有作用。另道医在终南山时，我曾见他用大黄叶沸水泡汤治那些因火热引起的急性胃炎呕吐患者。疗效立竿见影！

呕吐门

呕吐证，有三起，
呕吐水食干呕哕，
打呃逆，气冲里，
通用二陈汤儿美。
二陈汤，加减行，
陈皮半夏甘茯苓，
寒丁香，和砂仁，
热加黄连竹茹临。

　　道医曰："有声有物为呕，有物无声为吐，像小孩吐乳之状为哕，成人见哕为病重。"此二陈汤之重要性前面已经谈过，此处不再赘述。文中"寒丁香，和砂仁"，"热加黄连竹茹临"很精辟的，我每每仿效用之，寒则砂半二陈理中汤加丁香，热则黄连温胆二陈汤，夹痰则小半夏加茯苓汤、旋覆代赭汤也可参而用之。

呕吐证，有几等，
食后即吐胃热沸，
两热搏，食不留，
黄草汤儿可能收。
黄草汤，药不多，
甘草大黄两相合，
有食积，加厚朴，
管教一服起沉疴。

《金匮要略·呕吐哕下利病脉证并治第十七》："食已即吐者，大黄甘草汤主之（大黄作用于南方）"，大黄 200 克，甘草 50 克，上二味，以水三升，煮取一升，分温再服。高世轼曰："食已即吐者，非宿谷不化之胃反，乃火热攻冲之吐逆。"道医曰："在《伤寒论》中与甘草组合的两味的方子宜加注意，甘草守中宫，有斡旋之能事，与他药一味组方，均算得上复方，所谓复方不在于药味之多少，而在于药的性味之各异，性味不同，作用方向就不同，哪怕是一味药，如果有多个性味，那就还是复方，如五味子，有五种味道，即使用它一个，还是叫复方；如果是同一性味的若干药品组合在一起，仍是单方，如四君子汤，药物都是甘平的，都是作用于中宫五黄土，四君子汤仍然是单方。"可见单方、复方之区别在此！这下我们来看看甘草同其他药品的组合情况，桔梗汤（桔梗 50 克，甘草 100 克）作用于南方，桂枝甘草汤（桂枝 200 克，甘草 100 克）作用于北方，芍药甘草汤（芍药 200 克，甘草 200 克）作用于东方。唯独没有作用于西方的方子，这就是《伤寒论》的残缺之处，这也就是我写《伤寒论拾遗》的必要性。现在我们看这个甘草配合作用于西方的方子有哪些？答曰：甘草厚朴汤、白术甘草汤、甘草陈皮汤、柴胡甘草汤……这些都是作用于中宫和西方的方子，为什么我们叫"开方子""开处方"，就是开的是方位，如果我们把北方同冬季，南方同夏季，西方同秋季，东方同春季都联系起来，那么我们这个治病的方法也可以叫"开时间"，冬天病就用热性药（夏天），春天病就开秋天（用凉性药），说白了开汤药就是我们用药物来模拟一个春夏秋冬的不同"环境"，然后去对治不同的"病理环境"，运用的是对称性原理。

呕吐证，食难进，
必然腹内郁火甚，
黄连汤，不屑问，
管教服此呕吐定。
黄连汤，有黄连，
桂枝干姜半夏添，
甘草长，半夏圆，
加上人参一同煎。

《伤寒论·少阳篇》曰："伤寒胸中有热，胃中有邪气，腹中痛，欲呕吐者，黄连汤主之。"此为治热邪中于中焦，寒邪中于下焦，阴阳不相入，失其上下升降之常的呕吐也。

肺痈门

肺痈证，因寒热，
出气腥臭闻不的，
咳痰嗽，吐脓血，
换命汤儿不屑说。
换命汤，用桔梗，
黄芪防风麦金银，
金沸草，忍冬藤，
七味研细拌鸭蒸。

肺痈，与现代西医之肺脓疡相似，是肺叶生疮，形成脓疡的一种症候，其特征为咳吐大量腥臭血痰，为内痈险证之一。道医选用丹道医家秘验方换命汤，其组成是桔梗、黄芪、防风、麦冬、金银花、金沸草、忍冬藤。功用为清热解毒排脓。此处拌鸭蒸亦不可小视，是丹道医学食疗医病的方法，过去补命火用硫黄类药物超量中毒，尿不下。丹道医家的解毒办法就是一碗鸭子汤。鸭，游于水中，性凉，故鸭汤有解热毒的良好功效！尤怡说："痈者，壅也，如土之壅而不通，为热聚而肺溃也。"肺痈的成因就是热毒，食鸭正合其用也。

肺痈证，吃鸭后，
再用前方研细末，
好酒冲，饮在肚，
净脓汤儿急相助。
净脓汤，一味药，
甘草四两煎水喝，
文武火，煎一钵，
三顿饮完病自脱。

　　这是接上一条讲的，是说先吃鸭，再把同鸭一起蒸过的换命汤药渣晒干研细末，用好酒冲服，再用净脓汤，即生甘草一味（200克），煎水一钵，用之饮用，分三次服完，病就能好了。生甘草之解毒功能前中毒门已述，此处不再赘述！

肺痈证，治本源，
净脓汤儿要饮完，
汤服后，再用丸，
化痰止咳在后边。
化痰丸，枯矾君，
草霜为臣佐人参，
使五味，蜜丸吞，
苡仁煮粥病除根。

这一条还是接着上条讲的，这是一个连环治法，丹道医家治病是有次第的，净脓汤服完三顿后，又怕其余邪未清，痰热壅滞，再次化脓，于是用化痰丸（枯矾、百草霜、人参、五味子），既化其痰又补其虚，攻邪与扶正并行，务在祛邪至尽。再接着就是喝苡米粥，是仿苇茎汤意的饮食疗法。我曾用这一连环疗法治愈二例肺痈症，不是疗效不佳，而是此类病现时少见。一般在感冒初期就用了抗生素，基本上不会到成脓期，病就被消除，我所用的患者，都是因病未能及时就医而延误所致，一为建筑工人，一为纺织女工。我在第一方换命汤中还加了芦根、冬瓜子、金荞麦，两例均在一周内治愈。

瘴气门

瘴气证，是行人，
受了湿热血攻心，
或迷困，或狂癫，
驱瘴汤儿叫得灵。
驱瘴汤，甘草参，
柴胡半夏黄连生，
敲枳壳，掸黄芩，
姜枣葱引服空心。

此驱瘴汤为小柴胡汤加黄连、枳壳、葱白组成。有调节少阳枢转、和解驱瘴除秽之功。

瘴气证，得山川，
山水毒气两相传，
或水土，不合餐，
理脾避瘴预服先。
理脾汤，白术苍，
芩连栀夏唱神曲，
茯苓块，山楂肉，
陈皮甘草过前胡。

理脾汤非《古今医鉴》之理脾汤也，此处为丹道秘验方，由二陈汤、黄连解毒汤加减而成（苍术、白术、黄连、黄芩、栀子、茯苓、陈皮、山楂、神曲、前胡、甘草），有和中解毒之功。

瘴气证，四时因，
上呕下泻腹肠疼，
藿热寒，汗不生，
藿香正气可能平。
正气散，藿香陈，
白芷白术白茯苓，
大腹皮，柴桔梗，
甘草神曲姜枣吞。

此处用藿香正气散，方见前文瘟疫门，可互参。

瘿瘤门

瘿瘤证，有几般，
气瘿易好石瘿难，
有总方，铁石丹，
久服内消可能安。
铁石丹，消瘿瓜，
海面浮石和针砂，
研细末，醋糊粑，
淮盐开水常服它。

　　瘿瘤，相当于西医之甲状腺肿大症，本节谈石瘿，为比较坚硬的一种，丹道医家用验方铁石丹（海浮石、针砂即光明砂、淮盐），咸能软坚，加醋调则酸咸化辛可令气通，气通则血通，气血通则瘿瘤可除。

瘿瘤证，有气瘿，
郁气难散结大颈，
消气散，可能狠，
食药必要忌生冷。
消气散，用海带，
海花海马并海菜，
后半月，十五外，
小月夜吃瘤不在。

本节述气瘿，为郁气不伸，日久所生，丹道医家用消气散（海带、海花、海马、海菜），其服药时间是在后半月的小月夜。这个道医在世时用的时候我的父辈们见过，我那时候可能刚几岁，不记事，听父亲讲那时候的瘿瓜瓜很多，道医常常治好，活人无算。不过，从理论上我觉得治气瘿似乎用《疡医大全》之四海舒郁丸更为合适些。我曩年曾治一例气瘿为女性，用的是大剂逍遥散加峨眉临济宗的破气散（香附、郁金、槟榔、枳壳、荔枝核、橘核、青皮、陈皮、佛手、厚朴等），历经三月而收功。峨眉医家把这个气瘿叫"气脖子"，述其病因是脾郁生湿。肝因怒而伤，脾因忧思而伤，气血消耗，恶性循环使郁阻加剧。这个病还是有些难度，关键是要病人能够心情惬意，少操心、少生气，治疗方法要正确，疗效指日可待。

瘿瘤证，颈大粗，
开口说话气喘齁，
萝卜丹，可能收，
百般气瘿一笔钩。
萝卜丹，大萝卜，
海菜海花海昆布，
萝挖空，药装入，
纸包浸湿火煨服。

萝卜丹，软坚散结，为丹道秘验食疗方。这里在这个病的最后再介绍一下道医治疗腋下瘿瘤的秘验方，他用长柄葫芦烧存性，研末搽之，以消为度。

霍乱门

霍乱证，饮食寒，
内伤生冷外感热，
上又吐，下又泻，
藿香正气散总诀。
正气散，藿香陈，
白芷白术白茯苓，
大腹皮，柴桔梗，
朴草夏曲姜枣临。

藿香正气散出自《和剂局方》，现代用途颇广，凡夏季，夏秋之间风寒暑湿皆宜，能内服，亦可用藿香正气水加入温水洗浴，都有很好的疗效。

霍乱证，食不调，
上吐下泄怎开交，
口干渴，身热潮，
太和汤儿可能消。
太和汤，半术参，
砂仁杏仁扁豆仁，
草藿香，厚茯苓，
木瓜香薷煎水吞。

此太和汤与《万病回春》的太和汤不同，与治肝癌的武当太和丸（桂枝汤、银翘散、五子衍宗丸）亦不同，此由参苓白术散加减而成。药物组成：人参、白茯苓、白术、扁豆、甘草、砂仁、半夏、杏仁、藿香、厚朴、木瓜、香薷。有避秽止呕，补益元气的作用。

霍乱证，伤生冷，
外伤暑热吐疼狠，
又吐泻，又烦闷，
有一单方阴阳饮。
阴阳饮，并无药，
开水冷水对冲喝，
止吐泻，止烦渴，
简便单方用得着。

阴阳饮为丹道医学秘验方，亦见于《石室秘录》："华君曰：尚有二法未传。一阴阳汤，开治法也，法用滚水、凉水各一碗，均之，加炒盐一撮，打百余下，起泡饮之，凡有上吐而不能吐者，饮之立吐而愈。"另我治一上吐下泻的病人录此以供参考。这个女性病人，先是吃了隔餐的饭菜，然后就上吐下泻，被送到了陕西安康某医院，一边检查，一边打点滴。按食物中毒处理应该不错，然而不知何故，吐泻继续，没有好的迹象，还被查出"尿毒症"。医生让备钱开始透析治疗，她丈夫一听要几十万块钱就急了，因为那个山村地处秦巴腹地，几十万对他们而言，那简直就是天文数字啦！他就想起远在江苏的我，一个电话打过来，说是上吐下泻，手足冰冷，气短促，但神志清楚，不渴不热，小便不黄。我灵机一动，这不就是理中丸证么，我就短信给他发了个理中汤的处方。吃了六天，就不吐不泻啦，到别家医院再查，没有"尿毒症"的指标了。后来回故乡，他家请客。老嫂子本不会喝酒，然而也来劝酒，一再说她的命就是我救的。好了，这里再公布道医的一张治霍乱初起，上吐下泻，尚未至手足厥冷，脱液转筋者的方子，方药组成是：藿香5克，厚朴5克，砂仁5克，陈皮2克，杏仁10克，法夏10克，焦白术5克，生草5克，赤茯苓10克，全蝎3克，赭石5克，朱砂1克，全瓜蒌20克，竹茹5克，生姜2片。寒重者加香薷5克、苏叶5克，身热口渴气粗者加生石膏20克。四肢厥冷，不省人事者，急用制南星末2克、生姜3片煎水，热服之。再用四生散（藿香、陈皮各15克，研为末，每服5克）。

麻木门

麻木证，手足麻，
半身不遂也是它，
受风湿，犯淫邪，
风引汤儿实可夸。
风引汤，用大黄，
龙骨牡蛎草干姜，
桂枝姐，柴槟榔，
赤白二脂石膏凉。

此方此症见前文中风门，不再赘述。

麻木证，风湿中，
遍身麻木僵不痛，
手足强，不活动，
络丹饮儿真可用。
活络丹，六味药，
川乌草乌胆星着，
地龙条，乳香末，
酒糊为丸筋骨活。

这个方改丸做汤剂时，川乌草乌一定要用炮制的，我耳闻中医药出医疗事故的，几乎百分之八十是用川乌草乌这类毒药，或者是用了芒硝类的泻药。虽说"毒药治病，五谷为养"，我更注重于病家和药物的"养"，注重于人体自身之抗力的激发，当我们看见金陵医派的开山者——张简斋先生用药都是几克，用独活寄生汤都把细辛去掉了，我们做何感想啊？人家治病可是高效的！双手同时诊二人，一天看二百多人，疗效个个都是响当当的。

麻木证，风湿寒，
手足麻木屈伸难，
三痹汤，古人传，
百般麻木尽可痊。
三痹汤，草芪参，
独牛川地当辛秦，
防杜仲，续桂心，
白芍茯苓姜引吞。

三痹汤出自《妇人大全良方》，由川断、杜仲、防风、桂心、华阴细辛、人参、茯苓、当归、白芍、甘草、秦艽、生地、川芎、独活、黄芪、川牛膝组成。另我偶用三焦汤（当归、白芍、川芎、柴胡、半夏、广苓、白术、泽泻、猪苓、茯苓、桂枝、党参）治麻木亦收佳效，其方就是四物汤合小柴胡汤合五苓散加减而成，同当代北京名医薛振声的"全息汤"大同小异。其次我还要介绍一下道医治因生育之后而肠胃不好，大便不调，头痛，手、足、胳膊、肩膀发麻，腰背疼痛的方子，一周可愈，我屡屡得手！方药组成如下：黄芪30克，当归20克，熟地15克，柴胡12克，桃仁12克，羌活12克，红花12克，官桂9克，肉苁蓉8克，香附12克，川芎4克，桔梗9克，乳香9克，没药9克，小茴香6克，桂枝9克，炙甘草5克。水煎服，日一帖，日三服。这个方很珍贵，自古产后之病难医，有的一拖十几年都治不好，过去的老医生叫这个肾经病，属于疑难杂证了。

癍疹门

癍疹证，火毒显，
浑身上下起红点，
口大渴，声呼喊，
黄连解毒仙方免。
解毒汤，消癍疹，
黄连黄柏栀黄芩，
白石膏，绿灯心，
犹如久旱逢甘霖。

此是仓公火奇汤也，今人曰黄连解毒汤。道医加入生石膏，灯心草，很有见地，"诸痛痒疮，皆属于心"，灯心草，水中之物，能清心火，利小便。凡水中之物如蒲黄等都是灵物，道家丹田为"水火交融池"，丹田在脐眼之内。

癍疹证，热毒行，
浑身烧得火一盆，
起红点，尿赤淋，
消癍青黛饮有灵。
青黛饮，知母亲，
连草生地黛人参，
白石膏，黑玄参，
犀角柴栀煎水吞。

消癍青黛饮见前发癍门，道医他原手写的本子从呕吐门以上是上册，可能是当时写作意犹未尽，在下册又编纂个癍疹门，我本想把它们合并，但打破了原有的体裁，这里就不做变更了，保持原貌！

癍疹证，或伤寒，
大烧烦闷发红癍，
小便涩，大便难，
三黄石膏汤愈痊。
石膏汤，膏为君，
黄连黄柏共黄芩，
白石膏，黑栀仁，
淡豉麻黄共酒军。

伤寒热症发癍，方选三黄石膏汤，加麻黄和大黄，此处加这对药很妙，一汗一下，给了邪毒两个出路。麻黄从皮肤玄孔透发，大黄则从大便清泻。

五劳门

五劳证，有五般，
伤劳干血火共寒，
坐并卧，色铜钱，
古传总方大造丸。
大造丸，有神功，
人参天冬与麦冬，
紫河车，龟板烘，
杜牛柏地炼蜜吞。

五劳，《素问·宣明五气篇》："久视伤血，久卧伤气，久坐伤肉，久立伤骨，久行伤筋，是谓五劳所伤。"《千金方》："志劳、思劳、心劳、忧劳、疲劳"，《证治要诀》曰："五劳者，五脏之劳也。"道医这里却是"干血劳、火劳、寒劳、伤劳、坐卧劳"，总归是不同的原因引起精气神消耗太过罢了。道医治劳总方用大造丸（紫河车、龟板、黄柏、杜仲、牛膝、生地、天冬、麦冬、人参），方源《诸证辨疑》，有滋阴养血，补益肺肾之功。

五劳证，难尽说，
形体消瘦面黄黑，
火共寒，酒同色，
六味地黄加味列。
六味丸，即六味，
山药萸泽灵丹地，
火加连，寒加桂，
龟鹿二胶共五味。

本节述火劳、寒劳的病因是饮酒和房劳过度，用的是六味丸。六味丸诚能缓解疲劳，有补阴之能事，然丹道医家认为其只可暂用，不可久服也，久服能令人矮胖。道医还加入了龟鹿二胶和五味子，龟鹿二胶一走督，一走任，督任通小周天就通了，这个用法很重要！同时道医他对患者偏火的加黄连，偏寒的加肉桂。陕西有某名老中医治再生障碍性贫血，用六味丸加鹿茸，很妙！"欲补阳者，必于阴中求阳，欲补阴者，必于阳中求阴"，"有形之血不能自生，必生于无形之气。"虚劳者，我认为不外阴阳气血失调衰竭而已。

五劳证，有伤劳，
努力伤损及打跑，
腰酸痛，骨节烧，
七里散儿可为高。
七里散，七里香，
挖根刮皮研成霜，
对酒吃，治劳伤，
久久冲服病安康。

七里香，《常用中草药配方》曰："产湖南、四川，又名醉鱼草，用五钱与土藿香三钱、白芷六钱，佩兰三钱，木防己一两。水煎服，一日二次，可治风湿性关节炎及腰痛。"我治伤劳不用七里香，而是用刺五加根皮，我从其能治小儿五迟五软悟出，它对虚弱性疾病一定有用。结果拿来就用，且一用就成。曩年在陕南，一乡间男子犯罪入狱三月出来，人瘦得皮包骨头，走路腿软跌跟头，其母亲求治，让其采刺五加根皮晒干，再研成粉，5～10克米油调服，半月便见起色，一月后与入狱前无异矣！

痉病门

痉病证，风寒湿，
风伤太阳筋牵急，
无汗者，乃刚痉，
葛根汤儿为第一。
葛根汤，有威灵，
甘草麻黄桂枝生，
赤白芍，采葛根，
管教一服病自轻。

痉，出《素问·五常政大论》。《圣济总录》："痉又谓之痓者，盖痓痉一类，古人特以强直名之。"《杂病源流犀烛》："痉者，筋项强直而不柔和；痓者，口噤而角弓反张。"二者虽各有症状，其源则由血气内虚，痰涎壅盛。葛根汤出自《伤寒论》，功能发散风寒，舒筋止痉。治"太阳病项背强几几，无汗恶风，或太阳病无汗而小便反少，气上冲胸，口噤不得语，欲作刚痉者。"方中桂枝汤解肌发汗，和营卫，麻黄开表发汗，葛根解肌发汗，起阳气升津液，以缓筋急。

痉强证，身反张，
口噤头遥面红光，
若有汗，柔痉当，
去麻加桂葛根汤。
葛根汤，有威灵，
甘草葛根桂枝生，
去麻黄，添桂心，
姜枣为引病自轻。

这节是说柔痉的治疗，用葛根汤去麻黄加桂心汤，即桂枝加葛根汤。《伤寒论》曰："太阳病，项背强几几，反汗出恶风者，桂枝加葛根汤主之。"

痉强证，颈项硬，
足弹手舞口又噤，
刚柔痉，有总论，
请用加减小续命。
续命汤，草芎苓，
防风防己芍桂参，
大附子，银杏仁，
刚加麻黄柔桂临。

刚柔不明显的痉症，用《千金方》的小续命汤，偏于刚则加麻黄，偏于柔则加桂枝，刚柔痉之别在于有汗无汗。

头痛门

头痛证，有正偏，
浮滑易治短涩难，
右虚气，左血干，
清火触痛汤值钱。
触痛汤，菊蔓荆，
细防羌独芎芷苓，
薄荷草，细茶陈，
左加四物右四君。

清火触痛汤为丹道秘验方，由菊花、蔓荆子、细辛、防风、羌活、独活、川芎、白芷、茯苓、薄荷、陈皮、甘草、细茶组成。功用祛风镇痛。"左加四物右四君"是因为中医理论认为"左属血，右属气"，故左痛补血，右痛补气。李阳波先生治病，凡是偏于一边的病均用小柴胡汤，如他治左眼病用小柴胡加青葙子，治右眼病用小柴胡加蒲公英。峨眉丹道医家治偏头痛用"散偏汤"即逍遥散加减。我曩年遇一肺癌患者，左太阳穴痛几无宁时，皮下有块状物，这个地方是手太阴肺经、足少阳胆经里支相交接的地方，证明肺癌已转向肝癌，我就用的是"散偏汤"（焦术5克，柴胡38克，白芍20克，当归10克，白芥子10克，郁李仁10克，川芎10克，制香附10克，甘草5克，枳壳10克），一星期止住了吗啡止不住的疼，但是人各有命，他最后还是死了！但这至少减轻了他当时的痛苦。他这个就是少阳祖气衰弱了，胃气不足，使整体功能失调，经络受阻。在西医则认为转移扩散。这个"散偏汤"后来我还运用它治疗了几例三叉神经痛，均在两星期治愈，经过观察，远期疗效很好！

头痛证，大头瘟，
头大如斗黄泡生，
口烦渴，身热蒸，
加减消毒饮有灵。
消毒饮，用三黄，
芷荷蔓翘羌独防，
紫草玄，牛子蒡，
针刺去血病安康。

此消毒饮为普济消毒饮之变通方，药物为黄连、黄芩、黄柏、白芷、薄荷、蔓荆子、连翘、羌独活、防风、玄参、牛蒡子、紫草、甘草。是在原方中加入风药。在这里还运用了放血疗法，实证放血疗法可立竿见影，有很多医家运用的都相当地好，这些都是我们中华民族的伟大宝库中的"宝贝"！

头痛证，髓海虚，
手足冷兮添桂芪，
百会穴，艾火雷，
十全大补救命回。
十全汤，参术芪，
熟地茯桂附子宜，
芎芍草，全当归，
姜枣为引保丹基。

髓海空虚的头痛之特点是有手足冰冷之兼证，丹道医学内服外治一齐上，内服十全大补汤，外用肉桂黄芪艾灸百会，真是万无一失也。这种用十全、八珍的虚证，峨眉丹道医家常常还会添入风药或者麻附细辛汤，或者前述的补一还少丹。还有用八珍去治腰疼等，已是丹道医学"汗、吐、下、和、补、通"六法中的重要的一法，所谓补虚促通！

眼病门

眼病证，七二般，
内障外障云翳攀，
未专科，舞灵盘，
立一总方揭障丹。
揭障丹，芎归精，
生地胆草芥芷升，
柴木贼，薄决明，
尿浸黄荆子为君。

　　道医他说眼病有七十二种，他不是这方面的专家，但他有一个眼病的总方愿意与大家分享，这个方名叫揭障丹（当归、川芎、黄荆子、黄精，生地、龙胆、荆芥、白芷、升麻、柴胡、木贼草、薄荷、决明子），此乃丹道医家口口相传的治内外障、云翳之方，十分珍贵！

眼病证，有时行，
两眼红肿热泪倾，
又涩痛，又羞明，
散火攻毒叫得灵。
散火汤，归大黄，
白菊红花羌独防，
芍牡姐，桔翘郎，
柴香附芥五服康。

此散火汤颇类《重庆堂随笔》之八味大发散。四味大发散，八味大发散均为眼科灵药，其方见后文。

眼痛证，有五虚，
不红不肿无光辉，
肾水枯，肝木颓，
生熟地黄有神威。
地黄丸，生熟地，
杏仁枳壳防牛膝，
羌石斛，菊枸杞，
七厘当归调蜂蜜。

这个是指肝肾亏虚的眼病，此地黄丸非六味地黄丸也。他用的是熟地、生地、杏仁、枳壳、防风、牛膝、羌活、石斛、白菊花、枸杞、当归等药物，这个方的证就抓住他这里的一句话——"不红不肿无光辉"就可以！按语：这里附几个自认为值得重视的眼科良方。其一，李真一著《眼科奇书》，李（李亦为道人）清末时在重庆天府庙修炼，他治眼疾时麻细羌防动辄四两、半斤的用。（1）四味大发散：蔓荆子8克，藁本8克，麻黄5克，细辛1克。（2）八味大发散，即在四味大发散中再加入白芷、川芎、羌活、防风。其二，黄元御的乌肝汤（茯苓、附子、甘草、干姜、白芍、桂枝、制首乌），黄元御是谁呢？就是我们看电视剧《乾隆大帝》中戴着一个镜片陪乾隆皇帝下江南的那个人，清宫中御医。黄师他说："窍开而光露，是以无微而不烛，一有微阴不降，则雾露暖空，神气障蔽，阳陷而光损矣。"这是他幼时被庸医误治瞽目后，发奋所得之经验之谈，他主张治眼疾用热药，凉则瞽目。其三，李阳波先贤生前给刘力红博士的信中曾说："满天星生捣外敷，眼疾之奇效良方也，内外二障，七十二候皆可一试。"其四，兔子眼的治法：（1）姜佐景在《经方试验录》中的编按中有其自己的医验，用的是葛根黄连黄芩汤加味：粉葛根四钱，生甘草三钱，淡黄芩二钱，黄连一钱，京赤芍三钱，密蒙花钱半。他言用此以治目赤，西医所称眼膜炎者是也。不须再剂，不必忌口，眼膜炎退。我运用了十几例，这个方被多位患者收藏送人服用，消息反馈过来是安全良效！（2）桑叶30克，煎水喝或沸水浸泡，对兔子眼亦有神功。五、视物模糊用望月砂布包煎水吞服，道医运用多例全都复明！

鼻病门

鼻病证，风火攻，
肺经有火窍不通，
香臭气，影无踪，
丽泽通气有神功。
通气汤，芎芷苍，
升葛芪草羌独防，
夏石膏，冬麻黄，
引用季葱和生姜。

丽泽通气汤为丹道医家治鼻病秘验方，泽为兑卦，兑者，肺也。肺开窍于鼻，此方很经典，最能体现丹道医学之特色。冬加麻黄，夏加石膏，我屡用于不闻香臭之鼻炎。

鼻病证，息肉生，
鼻涕流臭难以闻，
气不通，气死人，
开窍散儿有威灵。
开窍散，用阿魏，
白矾雄黄甜瓜蒂，
樟脑添，麝香对，
研末吹鼻化肉息。

此为外治鼻息肉之灵方，丹道医家之秘钥。倪海夏先生生前盛赞此方之效，倪师之老师是山东人，民国时国民党的军医，后到台湾带出了举世闻名的倪海夏，这个军医及那个中西结合的领军人物张锡纯都是丹道医家的弟子，都与丹道医学有很深的渊源。这个会读医书的都会看得出来，是无须考证的。

鼻病证，有鼻渊，
肺经湿热浑稠黏，
臭得很，头闷颠，
清凉饮儿如手拈。
清凉饮，桔梗羌，
细辛白芷芎薄防，
连翘芥，牛子蒡，
石膏加入正相当。

我在鼻流黄涕腥臭之热证概以清凉饮子加入三黄，一般一二日治愈。若是鼻流清涕的寒证则用道医传授的另一方（诃子 5 克，甘草 5 克，桔梗 15 克，鱼脑石 25 克，荆芥 2.5 克，细辛 2.5 克，人参 2.5 克），一剂止流，不必再服。

耳病门

耳病证，因外感，
两耳红肿痛得喊，
发寒热，火烧面，
疏风发表病自谴。
疏风汤，草防风，
母薄麻根二胡逢，
石菖蒲，药川芎，
黄柏黄芩细辛同。

疏风汤为丹道医家秘验方，用治风热上攻之耳红肿痛，方由防风、甘草、知母、薄荷、麻根、柴胡、前胡、石菖蒲、川芎、黄柏、黄芩、细辛组成。大致火郁发之，解表通窍而已。丹道医家发散为补，以通为补再次突显，青城丹道医家只有治病六法（即汗、吐、下、和、补、通）。上面这个疏风汤，作用可靠，正确辨证论治后，服三剂即愈。

耳聋证，肾火攻，
先痒后痛流臭脓，
名聤耳，有火风，
追邪排脓汤有功。
排脓汤，草升麻，
荆子生地知母抓，
赤白芍，白菊花，
木通桑皮前胡嗟。

此证在耳脓发痒之时，即用知柏地黄丸当不至于化脓，我曾用于一名护士杨小姐的耳痒，把知柏地黄丸改作汤剂，三天治愈！道医用丹道医家秘验方排脓汤（甘草、升麻、黄荆子、生地、知母、赤白芍、白菊花、木通、桑白皮、前胡）治疗化脓后的聤耳，如果我们嫌其力薄，我常用量大力宏的立消散合三三饮（当归30克，黄芪30克，玄参30克，银花30克），水煎服，对化脓性疾病可通用。这个聤耳也可配合外用滴耳液，白矾开水化开，每用1～2滴滴耳。效果就更加好，能缩短治疗时间，这个也是承道医所授！

耳聋证，有几般，
火气虚邪闭露关，
绝淫欲，保丹田，
再吞加减六味丸。
六味丸，萸牡丹，
茯苓泽泻一同添，
大酒地，真怀山，
外加菖蒲石泽兰。

此节点明耳聋症之生活禁忌要"绝淫欲，保丹田"，因肾开窍于耳，少阳相火在人很平静时总是伏在丹田之中——"水火交融池"。心见色欲而动一念之间，这个相火就像是挣脱缰绳的野马扶摇直上，从而引起上热下寒，我们现代人说得最多之耳鸣耳聋、口腔溃疡、咽喉炎、面痘之所由来也。道医给出的方子是六味地黄丸加石菖蒲以开窍，加石泽兰以解毒消肿，另泽兰的煎剂可抗血栓形成，降低血黏度。我个人所好，对这一类的病喜用引火汤（熟地90克，白茯苓30克，天麦冬各30克，肉桂3克后下）施治，不辨证，但要患者没有胃病的前提下方可放胆用之。往往不会让患者失望！这里再介绍道医生前所用的按跷术辅助疗法。丹道医家认为有一个穴位在耳心中，名曰"所闻"，为丹医九大奇穴之一，此穴为心经与小肠经、肾经、肺经、脾经、肝经、阴阳气机流注交会之处，心主及三阴三阳经真气由浮支入里支的总关窍正在此处，养生家名之曰"所闻穴"，乃大、小导引术，调伏龙雷之火，所必取的要穴。主治：耳聋、耳鸣、多梦，练气不归元，龙雷之火妄升，摇头，昏沉。其法要用"通天劲"手法，用劲愈轻灵小巧，则敏感愈大，过重则伤人。其法须面授，纸上说不清楚。

牙证门

牙病证，实火生，
牙床红肿属阳明，
见凉止，见热疼，
凉膈散儿叫得灵。
凉膈散，黑栀仁，
大黄芒硝薄荷轻，
连翘草，酒黄芩，
石膏为引煎水吞。

　　道医用凉膈散所治的这种阳明经火牙痛，现已不多见，现代人基本上是虚火上飘的牙疼，用玉女煎比较妥当。

牙痛证，虚火炎，
不红不肿痛流涎，
肾经亏，精血干，
久服六味地黄丸。
六味丸，只六味，
山萸山药共酒地，
茯苓白，泽泻翠，
丹皮共捣调蜂蜜。

六味丸要大剂量的服，现在出的中成药，按说明服用无异于杯水车薪，没有速效，制药厂为了自己的产品安全，把用量都定的偏小，这是一大弊病，大大削弱了中成药的疗效！谁之过也？

牙痛证，风火虫，
左右上下都吃空，
一时止，一时凶，
杀虫散儿搽孔中。
杀虫散，麝香茶，
白矾冰片共硼砂，
好铜绿，干丝瓜，
川椒共研将牙擦。

该方是治牙痛外用的药，也可以用温水调漱口以治龋齿。龋齿的治疗，日本人用的是桃核承气汤内服来治疗的。我还有一个治牙痛的方子，方出《大生要旨》：生石膏六钱、升麻五钱、生地五钱、荆芥二钱、丹皮三钱、防风二钱、青皮钱半、细辛一钱、当归二钱。此满口通用。上门牙痛是心火，加川连、麦冬；下门牙痛是肾火，加川柏、知母；左上牙痛是胆火，加羌活、灯心草；左下牙痛是肝火，加柴胡、栀子；右上牙痛是大肠火，加枳壳、大黄；右下牙痛是肺火，加桔梗、黄芩；分量视病情轻重加减自定。

口疮门

口疮证，胃火蒸，
满口臭烂不堪闻，
五倍散，叫得灵，
时常漱口自然轻。
五倍子，一两多，
白矾五钱共相和，
汤煎好，噙漱波，
时常吐换起沉疴。

　　此五倍子散为丹道医家验方，外用较为方便。有收敛生肌的作用，方小而效宏，要重视！这个五倍子散，道医他还用于出虚汗的病人，是外用的，两样研粉，再加醋少许调一调，把它填入肚脐眼里，外用纱布覆盖，一夜见效！道医他还有一个治口腔溃疡贴脚心涌泉穴的方子，也是一夜见效，就是把吴茱萸，肉桂共研成粉末，醋少许调贴双涌泉穴，纱布覆盖之，第二天晨起来你发现口腔溃疡消失，就这么神奇的，原理就是引火下行。

口臭证，又无疮，
口中出气臭难当，
五脏火，放粪溏，
甘露饮儿臭转香。
甘露饮，治口疮，
茵陈枳壳苓草当，
天冬麦，生熟黄，
石斛槟榔共煎汤。

甘露饮出自《和剂局方》，此方比原方少了枇杷叶、黄芩，加了槟榔。有熟地、天麦冬、白茯苓等同引火汤的药几近雷同，引火汤用的是肉桂为使，把火引入下焦，而此方则用槟榔、枳壳通气下便，给邪毒以出路，直接从大便排出，这是同引火汤证的不同之处，引火汤证是上热下寒，肉桂还能暖小肠，促进膀胱气化，不生者生生，不化者化化。而此甘露饮证则是上下皆热，且上热是因为下热蒸腾而致，两方的共同之处是都有滋阴的药如熟地、天麦冬，甘露饮还用了石斛，石斛这个药不只是养阴，它还有解毒作用，以前见过民间用金钗石加井水捣汁抢救服农药中毒的病人，居然抢救成功，值得研究！

口苦证，名胆脾，
肝胆虚火气上逆，
舌焦苦，口无味，
龙胆泻肝救得回。
龙胆汤，柴胡传，
泽泻木通胆草连，
地黄当，仁车前，
石膏煨引久服甜。

龙胆泻肝汤出自《兰室秘藏》，能清利肝胆湿热，此处道医更加入石膏一味，有辛凉发散之意在焉。

舌病门

舌肿证，似猪肝，
皆是心火往上炎，
塞满口，不能言，
独味散儿值大钱。
独味散，是仙传，
只将蒲黄用一钱，
用针刺，舌两边，
乱调蒲粉敷上安。

独味蒲黄散出自《本事方》，书曰："一士人夜归，其妻熟寝，士人撼之，妻问何事，不答，又撼之，其妻惊视之，舌肿已满口，不能出声。急访医，得一叟，负囊而至，用药渗之，比晓复旧，问之，乃蒲黄一物。"《内经》曰："热胜则肿"。此必心脾之火并于舌，故令肿而满口，蒲黄性寒，能清气凉血。另《良方》有一例舌衄案，此处一并录出以广见闻，闲时收藏忙时用吧。文曰："一士人无故舌出血，乃有小窍，医者不晓何疾，炒槐花为末，渗之而愈。"见血多是火证，槐花能疗血中之热，又秉西方之金气，肺气降则十二经之气皆降，气有余则是火，气降则火亦降，火降则血无妄行而血止。

我二十八年来治此症仅见一例，无锡杜某，舌肿而色紫蓝，塞之满口，下巴肿结而硬已四年矣，去过南京某大医院治疗，未果。又去上海做过各种检查，中西药品，四年来从未间断，然其症未有轻时，现心情抑郁，吃饭都感困难。我四诊合参断为血毒症，肝气郁结，心火上炎。书一方与之："生蒲黄120克，槐花40克，紫草40克，金银花60克，当归30克，黄芪30克，生地60克，赤芍18克，丹皮10克，水牛角30克，先入生牡蛎30克，玄参30克，浙贝30克，夏枯草30克。"服用一周，饮食能进，舌肿缩小。二诊：诊见左关脉郁，再加柴胡38克，焦术5克，生山栀10克，取丹栀逍遥散之意，前后加减调理一月，诸症皆痊！此方即是三三饮、犀角地黄汤、消瘰丸、丹栀逍遥散合方加大剂量的蒲黄、槐花、紫草而成，或曰用药太繁杂，我认为对大方的理解需要很深的医学素养，这里不想多谈。不然要犯孙真人"偶然治瘥一病，则昂头戴面"之嫌。

舌弄证，吐又收，
如蛇开绕舌连抽，
因病后，心虚由，
归脾汤儿补心头。
归脾汤，当归身，
炙芪白术参枣仁，
烧木香，散茯神，
甘草远志龙眼吞。

　　小儿弄舌症过去较多，大人弄舌我七十年代只见一例，那时候我才几岁，邻居一地主，人清癯，心灵手巧，会十二种手艺，结果多半辈子苦下来，买田买地，成了地主，解放初，田地家宅都土改掉了，"文革"一开始弄去批斗，打耳刮子，拔胡须，结果就得了这个弄舌症，我们小的时候看见他坐在大树下看书，不停地弄舌。觉得很奇怪。学医后才知道这个是大病后心虚引起，那么像他这样的病就可以用归脾丸！

舌落证，小舌落，
喉咙痛疼莫奈何，
饭难进，茶难喝，
朱砂散儿起沉疴。
朱砂散，是良药，
朱砂研末时吹之，
吹到至，十数回，
依然复上始为奇。

这个朱砂散我没有用过，因临床未遇上这样的病人，读者遇之不妨一试，效果应该不差，"出家人不打诳语"，我们要相信道医！

喉病门

喉病证，有实热，
六脉洪大大便结，
红肿痛，如火燹，
凉膈散儿可用的。
凉膈散，黑栀仁，
大黄芒硝薄荷香，
连翘草，酒黄芩，
石膏为引煎水吞。

凉膈散治中焦燥实证，此处活用以治实火证的咽喉肿痛。具体方解可参考《方剂学》。

喉病证，双单蛾，
咽喉肿痛无奈何，
饭难进，茶难喝，
外燕雄丹起沉疴。
燕雄丹，研雄黄，
燕泥酒调敷颈项，
陈壁土，煎成汤，
连服三碗病安康。

丹道医家秘验方燕雄丹，这里是首次公开，外治喉症如神，内服陈壁土汤，内外夹攻，效验立判。我对于双蛾（扁桃体炎）肿大，常用道医之座上客，其道友的一张方子，他们在终南山时曾切磋同修，在我跟师学习时的那几年同他见过一面，后来听说去了湖南的慈利县，他治扁桃体肿大方是：威灵仙 30 克，青皮 10 克，白英 30 克。煎水内服常能在 2～3 天消肿，这里又给提供了一个"三两三"。

喉痛证，不肿红，
五脏虚火往上攻，
服凉药，反见凶，
蛇皮散儿有神功。
蛇皮散，皮烧灰，
硼砂冰片明矾煨，
生熟膏，研一堆，
时常将药向喉吹。

寒性咽炎，此方用后良好，我同时给患者配服六分散（麻黄、附子、细辛、大黄、生甘草）煎水服，辨证准确的话，三两日可愈。

心痛门

心痛证，有几般，
唇舌之上红花斑，
痛时止，得食安，
第一虫证乌梅丸。
乌梅丸，有细辛，
干姜黄连共黄芩，
附子柏，当归身，
桂枝川椒为丸吞。

古人把心痛分为"心口痛"和"真心痛"，心口痛者，今之胃痛是也，真心痛者，"手足青至节，旦发夕死"，乃今时之心绞痛也。然丹道医家认为这两个病有其关联性，曰："治胃必治心，治心必治胃。"此节是因有寄生虫而引起的胃痛，进一步则蛔厥证，虫得酸则安，方用仲师乌梅丸，寒热并用，酸苦并用，是一能祛大病的方子，仲师将其列入厥阴门，厥阴证的好多病处理不好是要阴阳离决而死人的，因此是一张举足轻重的方子。

心痛证，因忧气，
怒气伤肝或脾胃，
或游走，或拱立，
香苏饮子仙方秘。
香苏饮，有威灵，
甘草紫苏香附陈，
元胡牵，结茯苓，
管教服后病自轻。

此今时之肝胃不和之症也。用逍遥散亦可，我家传血龟和气龟方：白马尿50克，红糖50克，吴萸15克，研细开水服。治症栏曰："龟在肚内叫，晚上在肚子里走动，痛不可忍。"丹道医家非常重视的一本书《串雅内外编》曰"人间龟病不堪言，腹内生成硬似砖，自死僵蚕白马尿，不过时时刻软如棉"。这些个药品都是古代淳于意留下的禁方，用的药有白马尿，牛屎，马踏千脚泥！用的时候是不让病人知道是何物，病好了也不知道其中的原理，这就叫禁方，不准到处传扬，不是说禁止用，禁止用了，疾病用什么治疗？

心痛证，瘀血作，
一阵痛来如刀割，
或有块，或有坨，
失笑散儿是妙药。
失笑散，药不多，
五灵酒炒蒲黄和，
研细末，调醋喝，
化坚消痞起沉疴。

　　瘀血所作之心口痛和当今之心绞痛，失笑散都能用，只要认准为瘀血即可，瘀血者，病理产物。有一老医他尊丹溪之学，把病理产物归结为八个字"虚、实、寒、温、痰、湿、瘀、浊"，然后，他就通过临床观察总结出八个方子治百病，用了一辈子，从四十岁用到八十岁，一直医名显赫！他死之前，因为其后代都不行医，就传给了我，他说就这么八句话吧，你用笔记一记，"柴胡桂枝汤——补虚第一方。大黄承气汤——祛实第一方。附子理中汤——祛寒第一方。麻杏石甘汤——温病第一方。芡实理痰汤——祛痰第一方。越婢加术汤——祛湿第一方。血府逐瘀汤——逐瘀第一方。藿香正气散——祛浊第一方。"另外他就又补充了一下"田、甲、申、由"四类方。他说：有此四类，方性皆尽！都以丹田为中心，就像罗盘是地理学家心目中的宇宙中心的"天池"。"田"字头的方性都守中宫，如理中汤，四君子汤。"甲"字头的方性都往下走，如三承气汤。"申"字头的方性能上能下，如小柴胡汤，半夏泻心汤。"由"字头的方性都往上走，如补中益气汤。你看！这学医靠悟性，他这么几句话把他一生的东西都说完了，所以说中医复杂吧也复杂，说简单吧也简单，像佛法，有四万八千法门，不管你从哪一个门子进去都会见道。

痰病门

痰病证，有热痰，
痰迷心窍胡乱言，
或喘急，或流涎，
总用清热导痰丸。
导痰丸，半夏陈，
枳实黄连草黄芩，
瓜蒌籽，天南星，
茯苓桔梗引灯心。

　　热痰用二陈汤加枳实、黄连、黄芩、瓜蒌、天南星、桔梗、灯心。加枳实能利七冲门，加芩连瓜蒌能清热，瓜蒌还能化痰，更特殊的作用是这个瓜蒌还能消上焦胸部的胀，是川朴、枳实、陈青皮所不能取代的。这个消胸胀的作用，无论是去临床试验还是去读经方，都能证明这一点，最能体现这个作用的经方是小陷胸汤，瓜蒌薤白类方；加天南星能祛实热老痰；痰的部位在咽喉，加桔梗同甘草组成桔梗甘草汤，以灯心为使是清心火也。这个方比礞石滚痰丸平和一些，有程度轻重之别，有丹道医学治病的次第在焉。

痰病证，有寒风，
肺经邪火往上攻，
气粗喘，涎痰壅，
我用总方二陈通。
二陈汤，有陈皮，
半夏茯苓炙草宜，
加二术，京竹沥，
姜汁竹茹引为奇。

这个二陈汤前面已经讲过了，这里就不赘述。

痰病证，有气虚，
老者久病寒风居，
冷痰气，喘促煦，
加减六君宜久服。
六君汤，参术陈，
甘草半夏共茯苓，
加附桂，瓜蒌仁，
姜汁为引共煎服。

五脏诸饮，治疗大旨温肾调脾，熟腐五谷，淡渗以运三焦。薛立斋以人参二陈为主药，仲圣内饮治肾，外饮治脾。六君子、《金匮》、《外台》三方，初效后不效，皆是中气不宣化痰郁生饮，二天不振，此处道医补后天以培先天，六君健脾，附桂补肾。真是考虑的太周到也，中医一途，关键在于明理，理通了，焉有不效者也。

腹痛门

腹痛证，停食积，
嗳腐吞酸不止食，
时有痕，高拱立，
平胃散儿扫故疾。
平胃散，治食停，
苍术厚朴甘草陈，
内山楂，酒葛根，
面麦饭谷二芽存。

食积症，道医用平胃散加入山楂、酒葛根、炒谷麦芽治疗。炒谷麦芽要用到 30 克以上，少则无效。民间对二芽之功效秘之，有鬼怀胎草之异名，生麦芽超过半斤地用，可避孕，炒熟则退乳。

腹痛证，有冷寒，
横身冰冷咬牙关，
见热饮，松一肩，
附子理中肉桂添。
理中汤，有顶光，
白术甘草共干姜，
附子加，肉桂襄，
要用吴萸共煎汤。

此为虚寒之腹痛，用附子理中汤深中肯綮，肉桂、吴萸之加更为神来之笔，肾为胃关，脾肾两天同治，岂有不愈之理，然禀赋虚寒之人非久服难以持久，我见此种虚寒体质之人，让停服一切保健品，西药，并告之曰："尔真正的保健品是附子理中丸，且要长服，其余的对您来说就像一堆垃圾。"并非偏执之语，此是现时保健品种满天飞，医者不得已而语重心"良"也。丹道医家以附子理中汤、来复汤为救脱之良品，而不用四逆汤、桂枝龙牡汤。

腹痛证，有积热，
肚结心烦喝不歇，
口气臭，闻不得，
金铃饮子为妙诀。
金铃饮，两味药，
金铃走心延胡索，
若热盛，连栀酌，
共为末细共煎喝。

　　热积腹痛用金铃子散，热盛"连栀酌"，即加入川连、山栀也。山栀、连翘、枳实形状像心，亦为治心之要药。

气痛门

气痛证，有热寒，
寒热相兼郁气盘，
正气散，肉桂添，
再加姜芍附姜干。
正气散，藿香陈，
白芷白术白茯苓，
大腹皮，柴桔梗，
朴草夏曲姜枣临。

寒热兼夹之气痛，道医用藿香正气散加肉桂、白芍、附子、干姜以治疗。这个藿香正气散教材上有，这里不再多说。

气痛证，单是寒，
喜热怕冷是根源，
用附子，理中煎，
管教服后如手拈。
理中汤，有顶光，
白术甘草共干姜，
附子酌，肉桂襄，
呕加吴萸共煎尝。

寒气痛症，道医用附子理中汤加肉桂、吴茱萸。一派热药，他还觉不够热就又加了肉桂和吴茱萸。附子理中汤前已详述，此处从略。

气痛证，有实热，
痛时用手按不得，
平胃散，不消说，
外有加味汤内诀。
平胃散，治气痛，
苍术厚朴甘草陈，
加青香，添黄芩，
枳壳赤芍香附灵。

实热之气痛，道医选用平胃散加青木香、黄芩、枳壳、赤芍、制香附。这个平胃散前面已经大书而特书之，此处不再赘述。

胁痛门

胁痛证，不一般，
左血右气分两边，
左痛者，怒伤肝，
柴胡疏肝散可安。
疏肝散，七味药，
柴胡川芎陈枳壳，
香附子，白芍药，
甘草同煎痛自脱。

左胁痛，丹道医家用柴胡疏肝散。这个柴胡疏肝散加入能打通厥少二经的细辛4克，广泛用于梅核气症吞之不下，吐之不出，咽如有炙肉状，取得了超过半夏厚朴汤的疗效，有时我还会加入威灵仙。

胁痛证，痛在右，
病因悲添忧气忧，
左肝经，右肺路，
推气散儿可能救。
推气散，治恶气，
甘草枳壳共相配，
新姜黄，好肉桂，
一二三副病自退。

右胁痛，道医用《重订严氏济生方》中的推气散（姜黄、肉桂、枳壳、甘草）。左胁痛用柴胡疏肝散，右胁痛用推气散，这与《医学入门》是相同的，《医学入门》曰："伤寒胁痛，属少阳经受邪，用小柴胡汤。杂证胁痛，左为肝气不和，用柴胡疏肝散，七气郁结用逍遥散。若兼肝火、痰饮、食积、瘀血随证加药。右为肝移邪于肺，用推气散。凡治实证胁痛，左用枳壳，右用郁金，皆为的剂。然亦有虚寒作痛，得温则散，按之则止者，又宜温补，不可拘也。"该书并介绍了用黄古潭的秘传方栝蒌红花散（全瓜蒌、红花、甘草）治肝气躁急而胁痛，或发水泡而痛，为现代医学之带状疱疹提供了一个切实可行之法。这个方子我不但用其治胁痛，亦用于心脏病初期，轻微的胸痛，胸闷常常立竿见影。

胁痛证，因气虚，
时左时右痛不剧，
六君子，肉桂居，
川芎木香当归助。
六君子，有人参，
术苓甘草半夏陈，
加前药，同煎吞，
久服气足痛自退。

气虚胁痛，六君子汤加肉桂、川芎、木香、当归。实质是添入了肉桂、木香和半个四物汤（佛手散），是不是可以理解为"补气必理血呢？气为血之帅，血为气之母"么！

腰痛门

腰痛证，受风寒，
左右转侧无定间，
五积散，方的端，
外加乌药用水煎。
五积散，麻黄陈，
枳芍半当桂苍苓，
芎厚朴，芷桔梗，
甘草干姜煎水吞。

五积散之重要性前"感冒门"已述，此方治病只要病因是风寒湿的，都有很好的效果，这是唐朝蔺道人的方子，广西刘博士的《思考中医》中谈到他用五积散一石三鸟的治例，说是病人有上颚恶性肿瘤，有坐骨神经痛，有胃痛。用五积散治疗后，疗效都很好的；并言此方按中医运气学的角度是过了小雪后的时段运用之，乃阳明表里通用之剂，解表温中除湿也。我的运用经验是不一定在小雪之后用之，凡是病人出生时的运气结构和看病时的运气结构中含有太阳寒水、太阴湿土，也不管它居于司天、在泉、主气、客气、中运哪一项，都可放胆运用，且愈病之速是如手而拈，覆杯而愈。毫不夸张！所以我们在诊断疾病的时候在四诊的同时加上五运六气的诊法是很有必要的，近贤肖熙先生已经给我们做出了很好的表率，详参《医林遗墨》。

腰痛证，因房劳，
元阳亏损五心烧，
六味丸，加鳔胶，
蒺藜碾粉黑豆熬。
六味丸，只六味，
茱萸山药共熟地，
白茯苓，赤丹皮，
泽泻细研加蜂蜜。

这一节是谈房劳所致腰痛，道医用钱乙之六味丸加鱼鳔胶、沙苑子、黑豆补肾益精，黑豆能引药下行，这个方子不可小瞧，如果加上龟鹿二胶、五子衍宗丸治疗不孕有很好的疗效。

腰痛证，因内伤，
七情六欲酒色狂，
青娥丸，是总方，
外加附子与干姜。
青娥丸，药不多，
杜仲故纸核桃和，
加前药，共一科，
蜂蜜为丸起沉疴。

内伤腰痛用青娥丸加附子与干姜，青娥丸出自《和剂局方》，由杜仲、补骨脂、胡桃肉组成。主治肾气虚弱，风冷乘之，或血气相搏，腰痛如折，起坐艰难，俯仰不利，转侧不能，或因劳役过度，伤于肾经，或处卑湿，地气伤腰，或坠堕伤损，或风寒客搏，或气滞不散，皆令腰痛。参黄子在《医方考》中曰："青娥者，涵阳之坎也，假之以名方，明其全夫水火之真尔。"近贤章次公先生说："凡含油质的中药皆有止痛之效，乃是经验之谈，曾治愈一例腰痛患者，身体虚极，卧床不起，仅让其每日吃山核桃六枚，半月即愈。"山核桃含有丰富的油质也，这个治法一方面是章老的启示，一方面的思路来自于上述青娥丸的方意。

风痛门

风痛证，血脉伤，
经络闭塞骨节疼，
舒筋散，叫得灵，
管教一服痛自轻。
舒筋散，三味药，
当归肉桂玄胡索，
研细末，冲酒喝，
久服渐渐痛自脱。

舒筋散（当归、肉桂、玄胡索）为丹道医家验方，治风伤血脉的经络闭塞骨节疼痛。"风行善变"，"风为百病之长"，肝主风，肝主筋。前面也谈了丹道医家认为肝主痛，一切的痛症都要治肝，故此处用入肝经止疼的舒筋散以治风痛症。当归能活血，能补血，能令败血除，新血生，败除新生则血归经，故名当归；肉桂性温味辛能补肾，能温经；玄胡索能理血中之气，能止痛，方子虽小，不可低看。一代大师马培之《记恩录》中述自己在京给慈禧太后治病其间，不幸跌伤闪腰，不能转侧，他就给自己用了两味药，玄胡索、广木香研末加酒服用，腰很快就好了。方不在大小，药不在贵贱，能治好病的药就是好药，能治好病的方就是好方，医无上下之分，能治好病的医就是好医，疗效就是硬道理！

风痛证，痛窍空，
湿热流入经络中，
趋痛散，有神功，
请君常服病渐松。
趋痛散，当归活，
红花牛膝地龙末，
明乳香，真没药，
甘草灵脂共煎喝。

趋痛散出自《丹溪心法》卷四，其组成为当归、乳香、没药、桃仁、红花、地龙、牛膝、羌活、甘草、五灵脂、制香附。功用：散瘀通络，行痹止痛。道医方脱失香附、桃仁，似宜加之为妥善。

风痛证，白虎风，
横身骨筋痛得凶，
游走遍，到处痛，
虎附散儿有神功。
虎附散，只两味，
真虎胫骨酒炙脆，
熟附子，共研细，
炼蜜为丸久服退。

虎附散、烤丹，都是丹道医家秘验方，虎附散现已不用，虎为保护动物，可用狗骨，猫骨代替。烤丹为附子和龟板组成，龟板用酒炙脆，用于淋巴癌、淋巴肉瘤有奇效！

脚痛门

脚痛证，寒湿感，
流注手足痛得喊，
脚气痛，引胃脘，
请用总方鸡鸣散。
鸡鸣散，是总方，
橘红木瓜紫苏强，
白桔梗，花槟榔，
吴萸同煎引生姜。

鸡鸣散为治脚气之专方，方出《类编朱氏集验方》。由槟榔七枚，陈皮、木瓜各50克，吴茱萸10克，桔梗、生姜各25克，紫苏15克，共为粗末，分作八份，每份水煎，早晨鸡鸣时空腹分二至三次冷服，功能：宣散寒湿邪，下气降浊。主治寒湿脚气，症见足胫肿无力，行动不便，或麻木冷痛，及风湿流注，脚痛不可着地，筋脉肿大者，也可用于丝虫病等。

脚痛证，湿内伤，
阳虚阴实气不扬，
血脉肿，痛肿光，
独活汤儿是良方。
独活汤，用独活，
生地甘草与干葛，
上肉桂，酒白芍，
麻黄生姜煎水喝。

独活汤为《伤寒论》之葛根汤加独活、生地。能化湿止痛，通阳消肿。

脚痛证，湿热攻，
逢筋肿大血不通，
名唤作，鹤膝风，
独活寄生有神功。
寄生汤，桑寄生，
杜牛归地防己秦，
桂枝芍，细苍参，
川芎姜枣共茯苓。

鹤膝风，见《外科心法》，因病后膝关节肿大，股胫变细，形如鹤膝，故名。常因经络气血亏损，风邪外袭，阴寒凝滞而成。病初多见形寒发热，膝部微肿，步履不便，疼痛；继之患处红肿焮热，或色白漫肿，日久关节腔内积液肿胀，股胫变细，溃后脓出如浆，或流黏性黄液，愈合缓慢。除道医运用之独活寄生汤外，五积散、大防风汤、《验方新编》之四神煎、《辨证录》之养筋汤都很好用。我喜用四神煎合养筋汤：生黄芪240克，川牛膝90克，远志肉90克，石斛120克，银花30克（另包），巴戟天20克，白芍20克，枣仁20克，麦冬20克，熟地20克，先煎九味，用水十碗，煎至两碗，再加银花30克煎至一碗，顿服。这里参照了近贤岳美中的经验，岳先生曰："历年来与同人用此方（四神煎）治此病，每随治随效，难以枚举。"这个方也可以再加入十堰市余浩先生的"筋三草"（鹿含草、透骨草、小伸筋草）和"膝四药"（炒苡米、川牛膝、木瓜、白芍）。

背痛门

背痛证，火烧热，
外感风寒不消说，
冲和汤，可用的，
风寒两感总妙诀。
冲和汤，羌活风，
细辛苍芷与川芎，
生地草，黄芩葱，
姜枣为引有神功。

　　此背痛因外感风寒所致，采用冲和汤治疗，冲和汤实为九味羌活汤去黄芩也。功能调和表里，祛风除寒，治太阳太阴两感于寒。背痛"火烧热"由阳明气分火盛而致的，今年（2017年初）就见到一例金坛的老奶奶，就是这个背痛"火烧热"，然今年是火燥的年份，阳明燥金司天，少阴君火在泉。再加上老年妇人阴虚体质偏多，我没有运用这个冲和汤，而是白虎加人参汤，一星期戈获！亦在预料之中，一症给三方不是不辨证，道医他这个正体现了辨证的精髓，不然就不会说"要活挨，莫呆想"这句话。他还说了"门三方，用不够，还要诸书来相助"。所以临床诊疗需辨证论治。

背痛证，或风痛，
不烧不热不面红，
受风湿，气不通，
我有总方号八风。
八风汤，己芷佳，
羌活威灵站柏丫，
桂枝姐，戴红花，
苍龙星曲川桃沙。

八风汤见上册"杂风门"，治疗痛风，此处治疗因风而作之的背痛，是为的当之剂。此处不再重复阐述。

背痛证，受湿寒，
背心筋骨生涎痰，
腰难弯，身难翻，
除痛散儿赛灵丹。
除痛散，用羌活，
杜仲防风柴胡壳，
明乳香，黑没药，
一同研细冲酒喝。

除痛散为丹道医家验方，由羌活、杜仲、防风、柴胡、枳壳、乳香、没药组成。功用：祛湿活血，散风止痛。这个方不只是治背痛而且可治疗全身疼痛，可用功效相仿的一枝春汤，也可运用本方，这都是我实践过的，可保你拿来就用，一用就成！

七伤门

七伤证，有七名，
鼻骨肝血精气神，
受伤损，扎病根，
斑龙丸子百伤灵。
斑龙丸，是古方，
鹿角胶同鹿角霜，
菟丝子，酒地黄，
柏子为丸扫七伤。

此七伤之名与《金匮要略》、《诸病源候论》及《古今医统》皆不相符，这里之鼻，是肺开窍于鼻，肺主气，鼻为气之门户；骨者，肾主骨；肝主筋；心主血；精气神者，人之三宝。丹道医家有一定的独创性。所选之斑龙丸，方出《医学正传》，然此处丹道医家又去掉了里面的白茯苓、补骨脂。也或者是《医学正传》的作者继承于丹道医学，然后又意犹未尽地加了这两味药。斑龙丸有温补元阳，益寿延年之功。

七伤证，受跌打，
折骨损筋与重压，
横身痛，实无法，
接骨生筋散值价。
接骨散，没乳香，
苏木泽兰及姜黄，
骨碎补，生地黄，
丹皮熟地共煎汤。

接骨生筋散为丹道医家秘验方，方由制乳没、苏木、泽兰、姜黄、骨碎补、生地、熟地、丹皮组成，有活血化瘀，接骨生筋的功用。我这里还有四张自己多年常用效优的伤科方予以公布。

其一为李同生先生之一盘珠散：当归12克，川芎12克，赤芍12克，生地12克，续断15克，广木香6克，广三七6克，泽兰12克，苏木12克，桃仁6克，乌药12克，大黄6克，甘草6克，制乳没各9克，有行气活血，消肿止痛作用，用于跌打损伤，骨折，脱位，急性软组织损伤，局部肿胀，疼痛，功能障碍等。上肢伤加桑枝9克，桂枝9克，千年健9克；下肢伤酌加木瓜12克，牛膝12克，独活9克，五加皮12克；胸部伤加枳壳9克，桔梗9克，木香6克，郁金9克；背部伤加乌药12克，威灵仙9克，金毛狗脊9克，虎脊骨9克；腰部伤加杜仲9克，破故纸9克，大茴香9克，巴戟天9克；小腹伤加小茴香6克，金铃子9克，木香9克；胸胁伤加柴胡9克，青皮9克，龙胆草9克，白芥子6克；腹部伤加大腹皮9克，吴茱萸9克，枳实9克，槟榔9克；足跟伤加紫荆皮9克，升麻9克，苏木6克，柴胡9克。此方我多年运用于伤科，是一张能经得起重复运用的伤科方。曾有肩周炎患者服用了我开给他儿子上肢扭伤服剩下的三帖药来告诉我，也被治好了。

其二为甘凤池伤科方：酒炒当归4.5克，红花1.5克，槟榔4.8克，陈皮3克，川断3克，毛姜4.5克，制川草乌各0.6克，制首乌1.5克，核桃2枚，陈酒，水各半煎。其加减如下：伤头加升麻、白芷各3克，川芎1.5克，归首3.6克；伤胸加桔梗3克，制半夏3.6克，枳壳3克（半夏与乌头反不可用）；伤心口加琥珀研（粥下）3克，灶心土6克，熊胆1.5克，朱砂

0.6克；伤背加乌药、泽泻、威灵仙各3克，川贝4.5克；伤腰加杜仲6克，大茴香3克，官桂3克，皮硝1.5克，牛膝3.6克，补骨脂3.5克；伤腹加小茴香4.5克，青皮4.5克，制附片3.6克；伤手加秦艽4.5克，桂枝3克，防风3克，木瓜皮6克；伤骨加地鳖虫4.5克，地龙4.5克，三棱、莪术各3克，自然铜6克（醋煅）；伤肩加羌活3.6克，独活3克，郁金3克，防风3.6克；伤腿加牛膝6克，木瓜4.5克，细辛1.2克，薄荷（后入）2.4克；惊骇加枣仁、青皮各3克，远志2.4克，朱砂1.5克；伤风加荆芥3克，白芷2.4克，防风4.5克，法半夏2.4克；红肿加三棱、泽泻各3克，莪术1.2克，猪苓4克，紫荆皮3克，皮硝6克；痛不止加炙乳没、沉香、细菖蒲各3克，赤芍4.5克；久伤积血加参三七3克，桃仁3克，苎麻根炭3克，蒲黄2.4克；贲门加青广木香各3克；大便不通加大黄6克，皮硝3克；小便不通加车前子3克，木通4.5克，小麦3.6克。这个方子是我师爷张元凯先生一生中不断运用跌打损伤的常用方。

其三为异真人伤科方：赤芍9克，归尾9克，槟榔9克，生地12克，炒白术10克，炙甘草6克，破故纸12克，炒杜仲10克，干姜6克，云苓12克，延胡索10克。这张方是我的老师程知惜先生治腰扭伤的常用方。

其四为河南平乐郭氏骨伤科世家的祖传大将逐瘀汤（酒川大黄20克，槟榔20克，生姜10克，肉桂6克），治腰部挫伤，三日内必效，我久经运用，屡试不爽！读者放心，不会拉肚子！

七伤证，有劳损，
横身筋骨痛得狠，
肉皮烂，骨筋粉，
还魂灵芝接骨笋。
还魂草，白桂麻，
打成草鞋汗脚蹉，
放野地，烂成粑，
长起菌子冷嗟它。

此为丹道医学上乘秘术，这里面用的药有好几种我这一生也没见过，如还魂草（又名百步还阳草）、接骨笋（隐约听道医说是一种石笋，难得一见）、白桂麻等。我那时曾问过道医，为什么要"汗脚蹉"，曰：要人之气为引也。为什么要"烂成粑"？答曰：烂则腐，腐气入肾，肾主骨。这个方记此以供科研，或有识之士来解答。我药都弄不齐，就别提运用经验？《思考中医》里好像也提到用破棺材底下长出的菌子治骨癌疼不可忍，大致相类似，不过此方的传说是疗效迅速，说是过去的"跑湖人"把这个药粉放在下巴衣服的第二颗纽扣中，一旦被人打个半死不活骨筋粉碎的，头就低下去嚼那第二颗纽扣，半个时辰，人就恢复了，等再去街边查看，人早都逃走了！

痿躄门

痿躄证，受湿风，
两足难行筋骨空，
血不运，气不通，
国公酒药有神功。
酒药方，枸牛苍，
松术虎风鳖甲匡，
苍耳子，秦艽羌，
萆薢茄根冲蜜娘。

　　道医他不只是药方给出的恰当，丝丝入扣！在诊断方面也常常是简短的几个字就切中病机，你看他这个痿躄症的病因病机，"受湿风"、"筋骨空"、"血不运"、"气不通"。这个史国公药酒方出自《张氏医通》卷十四，方由当归、虎胫骨、羌活、独活、防风、萆薢、秦艽、牛膝、晚蚕砂、枸杞子、油松节、白茄根、鳖甲、苍耳子组成，主治风湿疼痛。这个药酒在现在药店里还能买到，等到人家把这个名字给改了，我们就找不到了，所以今年两会有代表提出中成药要改名，我就觉得心寒。能千古流传的东西，无论是什么，不管是文化、手艺，还是别的，既然能存在，必有其存在的道理，历史的潮流如大浪淘沙，怎么就没有被淘汰？我们遇到风湿引起的痿躄症就让他试一试这个史国公药酒，证认对了！一定有效。

痿躄证，风湿麻，
两足无力地下爬，
虎潜丸，可堪嗟，
久久吞服遍天耍。
虎潜丸，芍柏母，
陈归来锁阳地虎，
胫骨牛，脆膝羊，
肉桂龟板做丸尝。

　　虎潜丸出自《丹溪心法》，功能滋阴降火，强筋壮骨。方由黄柏、龟板、知母、熟地、陈皮、白芍、锁阳、虎胫骨、干姜组成。此处道医加入羊脆骨，治阴虚火旺之两足无力，风湿麻木之痿躄。"遍天耍"是方言，这里的意思常服虎潜丸把痿躄治好了，整天到处玩耍！

痿躄证，作瘫痪，
足膝拘急筋骨酸，
立不起，屈伸难，
独活寄生汤值钱。
寄生汤，细牛防，
独桑寄参当地黄，
茯苓短，甘膝长，
杜艽芍牛桂心良。

方用独活寄生汤，我常加入薏苡仁、鸡血藤、伸筋草、仙灵脾、鹿含草等药物。

五郁门

五郁证，或因湿，
冷热不均又隔食，
胸饱胀，气痛刺，
越鞠丸子千金值。
越鞠丸，有香附，
栀子黄芩芎苍术，
楂茯苓，麦神曲，
随证加减莫执固。

越鞠丸出自《丹溪心法》。歌曰："越鞠丸治六郁侵，气血痰火湿食成，芎苍香附加栀曲，气畅郁舒痛闷平。"参黄子曰："越鞠丸者，发越鞠郁之谓也。香附理气郁，苍术开湿郁，抚芎理血郁，栀子治火郁，神曲治食郁，若主湿郁，加白芷、茯苓。"此处看出道医就是用的越鞠丸原方，他为了防止郁久化热，又入黄芩，还加入山楂以助神曲之力，同时又有治血郁之功，是谓一箭双雕也。

五郁证，有火气，
饮食不消便少利，
又呕吐，又呃逆，
青黛消郁散第一。
消郁散，黛木香，
抚芎神曲香附苍，
黑栀子，花槟榔，
麦芽神曲糊丸吞。

此亦是越鞠丸加青黛、木香、槟榔、麦芽。青黛能清热解毒，木香槟榔能下气，麦芽能消食，是为治火郁之剂，打通中下之妙方。需要加以说明的是青黛这味药为大青叶之提取物，大青叶民间多用之以治腹胀，青黛亦有此功，在《神农本草经》中名曰蓝实，书曰："味苦寒，生平泽。解诸毒，杀蛊蛀注鬼螫毒。久服头不白轻身。"蛊通"臌"，胀也。

五郁证，或血痰，
咳嗽呕吐血结团，
胸痞闷，腹胀坚，
伸散汤儿保安煎。
伸散汤，红花陈，
香附苍术芎桃仁，
曲半夏，麦南星，
海石瓜蒌水煎吞。

伸散汤即《医方考》之痰火越鞠丸加半夏、桃仁、红花、麦冬而成。海石之咸，可以软顽痰；南星半夏之燥，可以枯湿痰；瓜蒌之苦，可以下逆痰；山栀苦寒之品，所以泻火；香附抚芎苍术辛香发越鞠郁，红花桃仁能活血止血。

酒病门

酒病证，头痛呕，
泄泻痞满爱喝酒，
结大便，痛小肚，
葛花解酲汤为首。
解酲汤，白术参，
青皮木香泽泻陈，
肉豆蔻，猪茯苓，
神曲干姜同砂仁。

葛花解酲汤，方出《脾胃论》，方由葛花、人参、青皮、木香、橘皮、猪苓、白茯苓、神曲、泽泻、干姜、白术、白豆蔻、砂仁组成，功用：分清酒湿，温中健脾。

酒病证，酒色伤，
饮酒过度又入房，
小肚痛，面皮黄，
醒酒丸子久服强。
醒酒丸，真可夸，
小豆绿豆澄粉粑，
肉豆蔻，白葛花，
藕汁为丸常服它。

醒酒丸为丹道验方，药由红赤豆、绿豆、肉豆蔻、白葛花、藕汁组成。有解毒醒酒之功。如果没有这个药丸，道医会灵活运用最方便的东西来治疗。那一年，道医要去云游，那一夜我同他饮酒做别，边谈边饮，不觉酩酊大醉，因为我刚二十岁，道医怕伤我身体，就用三颗生鸡蛋，破壳，命令强咽，一个小时后酒就醒啦！蛋白保肝的原理，就像西医输丙种球蛋白，只是给药途径不同而已，但这个运用的历史要比西方早的多，已经没法考证！

酒病证，痛肚中，
痛时饮酒可以松，
头昏痛，便带红，
我有解毒丸可通。
酒毒丸，方而妥，
拐枣樟皮柿霜伙，
肉豆蔻，生白果，
藕汁为丸酒忌脱。

酒毒丸，为陕南解酒毒验方。方中之拐枣就是鸡距子的果肉，今天已成为陕南安康汉滨山区的重要产业，当地农民大量种植，拐枣可以酿酒，鸡距子是中药中的重要药材。

痔疮门

痔疮证，便出血，
酒色过度伤湿热，
有内外，肿开裂，
祛风避毒汤用的。
避毒汤，连柏苓，
连翘赤芍枳酒军，
用槐花，添苦参，
久服数剂除病根。

　　避毒汤乃丹道医学秘验方，方由黄连、黄柏、茯苓、连翘、赤芍、枳壳、酒大黄、槐花、苦参组成，苦参之用量不可大，大则呕吐，此方为三黄汤加味。对痔疮之初期及肛裂很有效。

痔疮证，有受热，
久而成漏流脓血，
好饮酒，爱贪色，
济生散儿是妙诀。
济生散，莲芷当，
白矾黑丑末乳香，
五倍子，绵大黄，
黄连九味共煎汤。

济生散为丹道医家治漏之神剂，药由黄连、莲子芯、白芷、当归、白矾、牵牛子、制乳香、五倍子、生大黄九味组成。其中莲子绿芯，为"仙家之茶"，清心火，可治失眠，心烦，心神不宁，最令人佩服的是治夏日之血尿如神！

痔疮证，美厚味，
衣食丰足贪色欲，
出攻时，肛门突，
脏连固本丸可救。
脏连丸，六味汤，
外加黄连黄柏当，
添知母，和顶光，
皂角槐角花粉粧。

脏连固本汤出自《古今医统》，此处未用其原方，这里是六味丸加黄连、黄柏、当归、知母、人参、皂角、槐角、天花粉，有清肠凉血，滋阴固本之功效。我治此病有点滴经验，同时放置此处，以供抛砖引玉。我在临床上见到痔疮首选用日本的乙字汤（升麻、当归、生甘草、黄芩、生大黄），对于那种比较顽固的痔疮就用生大黄90克，血竭30克，炙猪甲90克，打粉装胶囊，每次服5粒，每日三次，疗效显著。对于那种肛沿上长出像尾巴状的增生物，在2013年之风火之年特别多，我满满治疗了十四例，都成功治愈，用的是《续名医类案》中的方子，其汤剂方仅三味药：麦冬30克，五味子30克，生甘草30克。这个就是民间秘传治痔疮'三两三'，生甘草要用泉水炙炒三遍，由于长江中下游平原上弄不到山泉水，我就让患家统一弄"农夫山泉"水炒，再配合六味地黄丸、补中益气丸、十全大补丸，中成药按说明服用，一般三天见效，六天"尾巴"消失。见效之速令我自己都感到惊讶。这个是我用五运六气诊断法的选药，千万不要当成验方。另外，在风火之年，如果患者没有长"尾巴"，就用李阳波先贤的方子（桑叶45克，白菊花45克，杏仁9克，蒌仁9克，川贝9克，天竺黄9克，芦根45克，薏苡仁9克）水煎服，以对神机。同时运用外洗方以对气立（大黄6克，厚朴6克，枳实6克，甘草9克，玉兰花叶1000克）煎汤外洗，日二次。

脱肛门

脱肛证，有几般，
久痢怒气及虚寒，
若是虚，气脱翻，
补中益气芍药添。
益气汤，首黄芩，
人参白术共当归，
升麻草，柴陈皮，
姜枣为引久服宜。

脱肛用补中益气汤，大家都知道，然加芍药一味是否有深意在焉？我认为是酸收和反佐，道医他没有说。不过我治成功的案例没有加这个药，加的是枳实60克。这个枳实好像是"甲"字头的药，往下走，然而，人体是一气周流，升极则降，降极则升，有很多药物都有双向作用，小剂量用与大剂量功效截然相反。这个枳实就是，小剂量能下走，大剂量能治胃下垂、子宫脱垂、脱肛等。

脱肛证，有风湿，
虚肺虚肾虚气血，
气血虚，四物汤，
肾虚六味共煎尝。
四物汤，热槐芩，
虚加白术及茯苓，
六味丸，外添参，
有痔四物连槐升。

血虚肾虚同时出现就二方合方，肝藏血，肝血之来源在肾，水生木也。天下方子一大套，看你的方妙不妙，我们临床要辨证与辨病相结合地去组方。辨证论治之范围十分宽广，八纲辨证哪一种学好了都很不容易，这里面的关系非常复杂，更有很多老医还不辨之辨呢，但临床屡屡得手！他们抓主症辨证几乎靠直觉。

脱肛证，风湿由，
屙屎翻出大肠头，
这苦病，令人愁，
升阳除湿汤可收。
除湿汤，柴升麻，
苍术防风长麦芽，
猪苓酌，泽泻加，
陈曲甘草不少他。

升阳除湿汤出自《兰室秘藏》，由苍术、柴胡、羌活、防风、升麻、神曲、泽泻、猪苓、陈皮、麦芽、炙甘草组成。主治脾虚湿盛，不思饮食，泄泻无度，小便黄少，四肢困倦等。此处道医移用于脱肛，病因则一，都是风湿之起因。

粪闭门

粪闭证，有五般，
风闭气闭湿热寒，
小便赤，大便难，
承气皂角可通关。
承气汤，用大黄，
枳实厚朴皮硝芒，
加皂角，利大肠，
犹如洪水绕长江。

　　粪闭就是大便不通，有风闭、气闭、湿闭、热闭、寒闭五种，此处运用"甲"字头的大承气汤，又加入"洁净腑"的皂角，堪当一个"妙"字，是治阳明腑实热闭之良法也。

粪闭证，血气衰，
久病房劳肠无胎，
年老迈，枯涩哉，
润肠丸子把关开。
润肠丸，药不多，
杏仁麻仁防阿胶，
枳陈皮，蜂蜜和，
通肠利便起沉疴。

润肠开关汤为丹道医学秘验方，方由杏仁、火麻仁、阿胶、枳壳、陈皮、蜂蜜组成，是麻子仁丸去川朴、大黄、白芍加阿胶、陈皮而成。该方为老年便秘之特效方，麻子仁能入心经，心与小肠相表里，杏仁入肺经，肺与大肠相表里，枳壳陈皮理气，气行则便通，蜂蜜润肠，阿胶不单润肠，杨士瀛尝谓："阿胶乃大肠之要药，有热毒留滞者，则能疏导，无热毒留滞者，则能平安。"

粪闭证，久不安，
气血两虚不通关，
时作热，时作寒，
润燥丸儿久吞痊。
润燥丸，利大肠，
麻仁杏仁生熟黄，
桃仁草，枳壳当，
炼蜜为丸服安康。

润燥丸出自《兰室秘藏》，方由当归、生地、熟地、升麻、生甘草、大黄、桃仁、麻仁、红花组成，能养血润肠。此方之大眼目在用"升麻"一味"提壶揭盖"、"欲降之先升之"。用"当归、熟地、生地"者，"欲夺之先予之"也。

尿闭门

尿闭证，膀胱火，
壬癸水亏点滴颗，
肠胀满，窍闭锁，
导赤散儿通关锁。
导赤散，瞿麦连，
木通滑石当车前，
石莲子，柏母芩，
泽泻二苓栀草甜。

此导赤散非彼"导赤生地与木通，草梢竹叶四味同"之导赤散也，此为丹道医家秘验方，方由瞿麦、黄连、木通、滑石、车前子、石莲子、黄柏、知母、黄芩、泽泻、猪苓、茯苓、山栀组成，能清热泻火，利水通便。此为八正散与四苓汤化裁而成。

尿闭门，胸有痰，
三焦火旺腹硬坚，
气不通，窍闭膈，
禹功散儿涉大川。
禹功散，掸黄芩，
栌子修道在双苓，
半白术，泽红陈，
甘草通升栀煎吞。

禹功散出自《寿世保元》，方由陈皮、半夏、赤茯苓、甘草、白术、泽泻、猪苓、木通、黄芩、升麻、山栀组成。道医他又加入陕南民间验方"黄栌树子"。这个禹功散其实是由二陈汤与四苓散合方加味而成，功能祛湿利尿，主治膀胱有热，小便不通，诸法不能奏效者。

尿闭证，元气虚，
凉药服多肾气枯，
小肠胀，血干枯，
补中六味汤可收。
六味丸，只六味，
萸肉山药黄熟地，
白茯苓，泽丹皮，
共研细末和蜂蜜。

补中六味，即补中益气汤合六味地黄汤，补中益气汤升其气，六味滋其阴，提壶揭盖又添水，此为丹道医家之妙法也。

二闭门

二闭证，两不通，
大便火结难出恭，
小便火，尿色红，
铁角丸儿酒送空。
铁角丸，不多药，
只用一味牙皂角，
去子皮，研成末，
酒拌为糊冲水喝。

铁角丸是丹道医家单验方，有通关开窍之能事。《内经》曰："开鬼门，洁净腑，去菀陈莝"，"开鬼门"者，汗法也，通过皮肤之毛孔而排泄邪毒，非麻黄莫属；"洁净腑"者，就是通利二便，看来大黄还在皂角其后，皂角排第一位。再加上吐法，就是"汗、吐、下"三法，这三法排在八法之首，是自古至今的医家必须遵守的治则，也是祛病最快捷的手段，然到当今式微矣，我曾遇到一个同行，学医两三年，他说："我治病用小柴胡汤，不好不要紧，慢慢来！这样最稳，不会出医疗事故！"我沉默不语也无语！很久才对他说这个小柴胡汤，也有人家大医家用了一辈子，他八法只用一个"和"法，要有很深的素养的，想必您也不简单！

二闭证，两道栓，
肛胀如鼓不开关，
屎不出，只叫天，
更危散儿两门穿。
更危散，苦瓜蒂，
川乌草乌芷皂细，
研成末，装筒内，
吹入大肠二便利。

更危者，转危为安也。更危散为丹道医家验方，由瓜蒂、川草乌、白芷、皂角、细辛组成，能通关开窍。现代可煮汤灌肠，更为方便。

二闭证，药不效，
难屙屎来难屙尿，
肚胀痛，只喊叫，
颠倒散儿真玄妙。
颠倒散，滑皂三，
大黄六钱开大关，
小便闭，分两颠，
大小都开一般般。

颠倒散出自《古今医统》卷八，由滑石、皂角、大黄组成，功用清热通便。小便不通：滑石皂角共30克，大黄15克。大便不通：大黄30克，滑石皂角共15克。故名之曰颠倒散，用药分量之颠倒也。好像前面还介绍过周潜川先生的"倒换散"，这里就不重复！

白浊门

白浊证，心神缺，
挟热流赤挟寒白，
脾胃湿，膀胱热，
除浊总方神妙诀。
除浊汤，柴胡升，
两术栀子赛茯苓，
滑石草，半夏陈，
黄柏牡蛎蛤粉临。

除浊汤为丹道医家秘验方，由柴胡、升麻、苍术、山栀子、茯苓、滑石、半夏、陈皮、黄柏、生牡蛎、蛤粉、甘草十三味组成。有升清降浊，祛湿通便，分清泌浊之功效。

白浊证，酒色缠，
心火上炎口舌干，
多困倦，懒开言，
清心莲子饮为丸。
莲子饮，黄芪参，
骨皮莲肉甘草吞，
麦门冬，赤茯苓，
热加薄柴车前行。

清心莲子饮出自《和剂局方》，由黄芩、麦冬、地骨皮、车前子、炙甘草、石莲子、黄芪、人参组成，有清心利湿，益气养阴之功。此处有些许出入，少黄芩而多薄荷、柴胡，白茯苓易为赤茯苓。

白浊证，日已久，
相火衰败精难守，
睡梦间，真阳走，
玉环丹儿方为首。
玉环丹，有龙骨，
牡蛎莲须芡实收，
五味子，石菖蒲，
石莲座上金樱佛。

玉环丹乃丹道医家秘方，由龙骨、牡蛎、莲须、芡实、五味子、石菖蒲、石莲子、金樱子组成。有补阳止遗，分清别浊之功用。《串雅内编》中有"玉环来笑丹"，用治男子疝气癫肿，并诸气痛之药，由荔枝核、陈皮、硫黄组成。此二者皆以玉环名之，是诙谐之语。玉环者，杨玉环贵妃也，"回头一笑百媚生，六宫粉黛无颜色"。夫白浊症大率相当于现代医学之淋浊，乳糜尿，我再添张梦侬《临证会要》两方仅供参考，淋浊用金银花、蒲公英各60克，黄柏、知母、瞿麦、木通、栀仁、草薢、车前子各10克，六一散包15克，另琥珀研极细末5克，分三次冲服。乳糜尿，先生用炙黄芪、党参、白术、草薢、杜仲、菟丝子各15克，干姜、益智仁、炙甘草、贯众、升麻各10克，白芷12克，茯苓25克，水煎服。

遗精门

遗精证，因欲火，
梦魂颠倒不由我，
无毛虎，难拴锁，
黄连清心汤最可。
清心汤，当归参，
石莲之上坐茯神，
苦黄连，酸枣仁，
甘草远志拜麦门。

黄连清心汤出自《增补内经拾遗方论》卷二，引用《济世良方》条文曰：主白淫。该方由黄连、生地、当归、茯神、酸枣仁、远志、人参、石莲肉、甘草组成。有滋阴清热，养血宁心之功效，此处道医以麦门冬易生地，大同者小异，同是滋阴之功，肺肾可同一治。滋肺乎滋肾乎？同等受益。

遗精证，不安肾，
精虚虐泄灵丹用，
相火衰，难守关，
请用宁神固精丸。
固精丸，牡龙骨，
黄柏知母芡白茯，
莲子心，山萸肉，
山药远志为丸服。

宁神固精丸出自《寿世保元》卷五，此处比原方多怀山药。主治肾虚泄精，心神不安。原方组成如下：知母、黄柏、牡蛎、龙骨、芡实、莲芯、茯苓、远志、山萸肉。

遗精证，梦精滑，
诸虚百损久不瘥，
形枯瘦，脚手爬，
滋补汤儿真可夸。
滋补汤，杜术苓，
牛枸蛎志破龙门，
金樱子，莲花蕊，
酒地芍草变人参。

滋补汤为丹道医家验方，药由杜仲、白术、茯苓、牛膝、枸杞、牡蛎、远志、龙骨、金樱子、莲花蕊、熟地、白芍、人参组成，有滋阴补肾，清心宁神之功。

遗尿门

遗尿证，因肾虚，
水火不交尿频频，
醒时数，睡梦行，
桑螵蛸散收河津。
桑螵散，龙骨参，
远志龟板当归身，
桑螵蛸，白茯苓，
菖蒲八味煎水吞。

桑螵蛸散出自《本草衍义》，由桑螵蛸、远志、菖蒲、龙骨、人参、茯神、当归、龟甲八味组成。有调补心肾，涩精止遗之功效！上文"水火不交"即心肾不交，心在五行属火，居八卦离宫，肾在五行属水，居八卦之坎宫，心肾相交则为既济卦，心肾不交则为未济卦。水从上往下走，火从下往上炎，走到了一起，所以叫"水火既济"，就是正常的生理状态；未济就是火在上水在下，火性炎上，水性趋下，二者背道而驰，所以说未济，未济就是病理状态，如这个桑螵蛸散所治的"水火不交尿频频"。我们可以用天气来打比方，既济就好像是云开日出，雨过天晴。未济就是阴云密布，山雨欲来风满楼，太阳躲到云层里。

遗尿证，相火衰，
心肾不交阴阳乖，
睡着了，尿出来，
八味汤儿不须猜。
八味丸，即六味，
外加附子并肉桂，
炼蜜丸，早晚吃，
久久常服自有益。

此八味丸即金匮肾气丸，又名阳八味，有温补肾阳的功用，乃水中生火之剂，临床只要治肾阳亏虚，不管是遗尿、消渴、后头麻痛、慢性咽炎、声带水肿、足跟痛等，但见肾阳亏虚均可应用。如峨眉派弟子东汶王高银先生在《舍脉从症》中的几个案例：其一，后头麻痛，冷热都痛，遇寒发麻，疼痛。辨证：足太阳经气化不利，阻于玉枕，天柱。治法：温化下元，散太阳之寒，舒肝气之郁。处方：八味丸（汤）加蔓荆子。针刺：百会、玉枕、天柱、天髎、肾俞、膀胱俞。其二，慢性咽炎（咽部水肿，呈黯红色）。处方：八味丸（汤）内服，外配枯矾 5 克，冰片 0.1 克，黄柏 5 克，川连 5 克，薄荷水浸透，烘干为细粉，吹鼻，即吐黏条状物。其三，声带水肿（嘶哑），处方：八味丸（汤）重加寸冬、沙参。其四，喉壁有米粒状水肿。处方：八味丸（汤）加羌活、独活、蔓荆子。针刺：天突、天地、第 3、4、5 颈椎，反复刺血即可；若延几年，肌腱硬化。其五，足跟痛，因太阳经湿气下注昆仑、四池以下大筋，其人畏着地，针刺痛点，以痛点为中心，上至昆仑、巨虚、丰隆、委中、合阳、承山一周瘰，此处乃足太阳与足少阴交汇之处，需服用温阳益肾，清热除湿之品，用八味丸（汤）加苍术、黄柏、滑石、甘草、巴戟天、牛膝治之。

遗尿证，火不交，
每夜梦遗臭臊臊，
住尿散，炖羊脬，
连吃数个尿不标。
住尿散，好肉桂，
苡仁怀山北五味，
石菖蒲，建莲伙，
公羊尿脬装煮吃。

住尿散为丹道医家食疗方。我治小儿遗尿有一个方子是胡老的。甘姜苓术汤，又名肾着汤，《中医临床家——胡希恕》："文化大革命红卫兵大串连期间，曾有一外地男学生找我看病，诉及每夜必尿床，问其病因，答曰身重乏力，腰腿发凉，似浸水中，诊其脉沉弦，辨证为寒湿肾着，用甘姜苓术汤变汤为散，嘱其每次服10克，一日二次，半年后孩学生从长沙寄信一封曰：爷爷，谢谢您，我的遗尿病经您一治就好了，您的恩情我一辈子不会忘掉。""又有一女孩，于1966年10月19日从东北到北京串门，时16岁，患遗尿已七八年，经中西医久治无效，求我开方治疗，与肾着汤二剂即愈，同年12月1日，特由东北来京致谢，并索求处方备用。"这个我运用多例，屡用屡效！

疝气门

疝气证，虚卫荣，
寒气不调邪气乘，
阴囊肿，小腹痛，
茴香丸儿诸证能。
茴香丸，是总方，
大茴同盐炒微黄，
川楝子，广木香，
白参共丸下盐汤。

茴香丸为丹道医家验方，方由大茴、川楝子、广木香、白参组成。有很强的理气消疝之功，通用于一切疝气，故曰"是总方"。大茴又名八角，其形像八卦，得卦气之全，这个药同附子（附子又名卦片）一样不简单。用盐炒者，用意有二，其一盐能入肾经，其二盐有软坚散结之功。

疝气证，痛的很，
邪气留滞便结紧，
身羸瘦，脚手冷，
我有古方平疝饮。
平疝饮，是古方，
吴萸山萸酒炒黄，
川楝子，小茴香，
莪棱通破苏草生。

平疝饮为丹道医家验方，药物有吴茱萸、山茱萸、川楝子、小茴香、三棱、莪术、木通、苏梗、甘草。能够温阳理气，活血平疝。此方比上方活血散结之力加大，痛则不通，通则不痛，三棱能理血中之气，莪术能破气中之血，小茴香能在下焦形成一个"功能场"。此方可用于前列腺增生。

疝气证，有七般，
风寒暑湿酒色癫，
胀痛很，只叫天，
请用七疝汤得端。
七疝汤，果是强，
人参附子山栀匡，
元胡索，小茴香，
川楝广木蝎炒黄。

《病因赋》曰："七般疝气病在厥阴"，对七疝的解释是"寒、水、血、气、筋、狐、癫"，与此处不同。七疝汤出自《寿世保元》，由人参、附子、山栀子、元胡、小茴、川楝子、广木香、全蝎组成。主治七疝及奔豚小肠气，脐腹大痛。

五淋门

五淋证，五般名，
石膏劳气共血淋，
小便胀，红白行，
总方五淋说与君。
五淋汤，是总方，
甘草白芍山栀当，
赤茯苓，灯心助，
看证加减手段强。

五淋汤方出自《和剂局方》，由甘草、白芍、山栀、当归、赤茯苓、灯心草组成，主治膀胱有热，水道不通，淋沥不宣，出少起多，脘腹急痛，蓄作有时，劳倦即发，或尿如豆汁，或尿有砂石，或尿淋如膏，或热淋便血。

五淋证，痛得喊，
小便不利滴点点，
流红白，病必险，
请用总方金砂散。
金砂散，明雄黄，
大黄牛膝当归强，
海金沙，广木香，
共为细末酒调当。

金砂散为丹道医家秘验方，方由明雄黄、大黄、牛膝、当归、海金沙、广木香组成。方中明雄黄有肝肾澄积之毒，现已被国家药监局上了"黑名单"，药店里已买不到，我们可以用大剂量的金银花代之。我认为此方可加入制乳香同牛膝结成对药，这一对对药很了不起的！淋症单用它们都有很好的效果！

五淋证，久不止，
气血两亏必要死，
身困倦，脚难举，
补中益气加味补。
益气汤，为主方，
外加川芎芍药苍，
法半夏，熟地黄，
柏母膝茯保安康。

补中益气汤补气提气是"提壶揭盖"法也，加入芍药、地黄、川芎就变成了补中益气汤合四物汤，又入知柏，知柏同四物就是丹道名方坎离丸，药取天一生水，地二生火之意。药虽轻而功效极大，久服必可取效。最能生精益血，升水降火，治虚损尤验，前后互参，就会看到道医用心之良苦，其中变化之丘壑即历历在目矣。我再补充治石淋两方，这两个方子是我二十五年来经千锤百炼筛选出来的。其一为岳美中先生之排石汤（治好了印尼总统的泌尿系结石）：金钱草120～300克，海金沙30克，鸡内金12克，决明子12克，石韦60克，车前子12克，包云苓20克，泽泻12克，甘草3克。一般输尿管结石，少腹痛重，肾盂积水用之当日止痛，一星期积水消失。其二为武进湟里我张师爷之羽鳞散：海金沙、鸡内金、鱼脑石等分为末。每服3～5克，长期服用一到二月，对肾胆结石可消于无形之中，不可多得之良方也，羽虫属火，鳞虫属水，水火交泰，何病能藏？

癃闭门

癃闭证，心家热，
酒醉饭饱贪美色，
大便闭，小便涩，
八正散儿可能喝。
八正散，有大黄，
车前滑石广木香，
甘草知，木通长，
萹蓄瞿麦栀子良。

八正散出自《和剂局方》，有清热泻火，利水通淋之功。癃闭与五淋、石淋没有明显的划分，结石能引起癃闭，然癃闭不一定是结石引起的。但一旦确定癃闭由结石引起，我会选用八正散加台乌30克，八月札60克，肉苁蓉20克，杜仲20克，石韦30克，有时还加服羽鳞散。加台乌能理下焦之气；八月札为五淋之要品，其藤又名三叶木通；肉苁蓉、杜仲补益肾气以增强排石之动力；石韦者，淋症之专药也，还能治白细胞减少症，石韦生石上，吸石隙中之水，故寒凉而清热泻火通癃闭也。

癃闭证，痛得很，
牙齿咬得固固紧，
或红白，或黄饮，
滋阴清火散有准。
清火饮，生熟黄，
木通黄芩桑皮当，
黄柏母，酒炒香，
连服数剂自安康。

滋阴清火饮为丹道医家验方，方由生地、熟地、木通、黄芩、桑白皮、酒黄柏、酒知母组成，有滋阴清火，利水通闭之功，然木通用量不可大，5～6克为宜，多则有肾毒性，我惯用小通草代木通。这样用起来很安全。

癃闭证，虚和老，
久久缠绵病不好，
胫中痛，牙齿咬，
加味六君救命保。
六君子，有人参，
术苓甘草半夏陈，
加柏母，添智仁，
石韦琥珀滑石临。

　　"虚和老"者，指癃闭是因虚而致，常见于老年人，并出方加味六君子汤加以治疗，是在六君子汤的基础上加入黄柏、知母、益智仁、石韦、滑石、琥珀。琥珀一味，相当神奇，2006 年，武进屠贡先的弟子恽道元尚在人世，我见他治前列腺炎，每每在辨证方中加入琥珀少许。曩年我曾遇一心脏性水肿患者，此人有肺心病，经我多方调治，然全身肿胀，小便不通总不见好，且病人因心慌而满街乱窜，大呼"我急得很啊！我急得很啊！"我看在眼里，急在心上，无奈用琥珀粉少许让其冲服，一服当街小便，再服水肿胀全消，也不再心慌。《雷公炮炙论》曰："琥珀，甘淡平，入心、肝、小肠经。镇惊安神，利水通淋，活血化瘀。"偶然试用，有幸戈获！真是"一味单方，气死名医"，盖琥珀一味，用于以上之妇人亦是最洽之药。治肺心病，能镇惊安神，利水通淋，活血化瘀。一物而兼数功，本草中舍此其谁？

健忘门

健忘证，无记性，
心血不足神昏沉，
忽然间，忘乎形，
孔圣枕中丹有灵。
孔圣丹，有龙骨，
败龟板壳醋炙通，
远志肉，石菖蒲，
酒调一钱日三服。

孔圣枕中丹出自《千金翼方》卷十六，有滋阴降火，重镇安神之功，思孙真人盛唐人，去古未远，方名应该不是假托，所以这张方子当是孔子所创所用。我常用此方合益气聪明汤配成膏方，给8~15岁少年服用，服后小孩不但变得聪明起来，记忆力显著增强，且能使少年在生理限度外增高4~16厘米，经多年运用，无副作用，疗效可靠。这令我深深地理解了"中医药是一个伟大的宝库"这句话所延伸出来的不同凡响的内涵。

健忘证，太劳神，
齐家治国费心勤，
过急失，无记性，
天王补心有威灵。
天王丹，生地灵，
人参玄参结丹参，
天麦冬，柏枣仁，
远志五味蜜丸吞。

天王补心丹出自《道藏——摄生秘剖》，由生地、人参、丹参、玄参、白茯苓、五味子、远志、桔梗、当归身、天冬、麦冬、柏子仁、酸枣仁组成。有滋阴养血，补心安神之功用，此乃丹道医学治病三境界——形、气、神之神的层面的方子。它能补神，能养神，下文之养神丹亦是此类方剂，这类方子为我们治疗老年痴呆症又打开了一条思路，我已经实践多年矣。同仁们不妨试用。另此天王补神丹对阴虚型躁扰不宁之失眠亦有很好的疗效。

健忘证，心血枯，
元神耗散不能居，
猛然间，心糊涂，
养神金丹世少修。
养神丹，用茯神，
远志菖蒲琥珀真，
黄柏块，柏子仁，
辰砂为丸开水吞。

养神丹出自《圣济总录》，主治心气不定，惊悸多忘。道医在选用时有所加减。

呃逆门

呃逆证，有实热，
一连七八声不歇，
小便赤，大便结，
竹茹汤儿可能灭。
竹茹汤，治呃逆，
竹茹半夏干柿蒂，
甘草陈，药五味，
管教一服呃自退。

竹茹汤为丹道医治呃逆实热症之验方。药由竹茹、半夏、干柿蒂、甘草、陈皮五味组成。柿蒂这个药用法有些特别，入煎剂则不效，必须研粉冲服才能达到预期的目的。

呃逆证，有虚寒，
声微呃逆一二三，
丁香散，是灵丹，
饮下气顺自平安。
丁香散，是良方，
参术甘草和干姜，
陈柿蒂，母丁香，
四肢若冷附桂帮。

丁香散方出自《症因脉治》，由丁香、人参、甘草、干姜、柿蒂五味组成，有温中益气，降逆止呃之功，主治虚寒性呃逆。可与上节之实热证呃逆对照看之。

呃逆证，吃饭应，
饮食说话气不顺，
有单方，不消问，
姜蜜饮子可平定。
姜蜜饮，只两味，
五钱生姜五钱蜜，
共煎水，饮腹内，
能治一切诸般逆。

姜蜜饮是丹道之灵验单方，在陕南民间几乎妇孺皆知，运用之广泛已经不限于呃逆。《本经》："生姜，味辛，温。主胸满，咳逆上气；温中止血；出汗，逐风湿痹；肠澼下痢。生者尤良。久服去臭气，通神明。"卢铸之曰："生姜，导气血阴阳之传变，助五行生成之气机，更能旋转经络脏腑之间，驱寒除湿，和血通气，因其散中有收，守而能散。如孟子所谓刚大浩然之气，塞乎天地之间也。"我这里再列举成都中医药大学曾辅民教授治愈的一个呃逆病，可供同仁参考。案曰：呃逆两月，从午夜呃逆频作，气冷，且觉胃、食道冷感数年。处方：干姜60克，炙甘草60克，高良姜30克，荜茇30克，公丁香30克，三剂后呃气缓解，食道、胃冷明显好转！这是一例内有实寒引起的胃气上逆之呃逆。呃逆这个病如果发于其他急慢性病之严重阶段出现，又每为病势转向危重的一种表现，谓之"土败胃绝"，预后欠佳，应引起医生注意。

汗溢门

汗溢证，又火热，
横身熏蒸似火燮，
邪在表，渴不歇，
凉膈散儿是妙诀。
凉膈散，黑栀仁，
大黄芒硝薄荷青，
连翘草，酒黄芩，
石膏为引煎水吞。

凉膈散出自《和剂局方》，"凉膈硝黄栀子翘，黄芩甘草薄荷饶，再加竹叶调蜂蜜，中焦燥实服之消"。说明该方所治之汗溢症是由中焦火燥引起的。

汗溢证，有自汗，
气血两亏身困倦，
益气汤，为主见，
龙骨牡蛎麻节煎。
益气汤，首黄芪，
人参白术共当归，
升麻草，柴陈皮，
引炒糯米姜枣宜。

本节汗溢症是由中气虚弱所致，方用补中益气汤加生龙骨、生牡蛎、麻黄根节、炒糯米、生姜、红枣。临床如果要大剂量地用黄芪时，必用陈皮，以防黄芪致胀，黄芪所致之胀满，只有陈皮能消之，是专利。其他砂仁、老蔻、川朴、木香都没有这个作用！

汗溢证，睡着出，
名为盗汗气血虚，
地黄汤，他为主，
再加外药作丸服。
地黄丸，加牡蛎，
龙骨红枣一同聚，
浮小麦，酸乌梅，
地黄丸和早晚吃。

此节为阴虚之盗汗，药用六味丸，六味丸能滋阴补肾，再加乌梅之酸收，龙牡之收降，浮小麦之补心（汗为心之液），诸药共图，一定成则！要强调的是道医他运用浮小麦时少则 100 克，量达不到的话，疗效也就可想而知。

惊悸门

惊悸证，梦里惊，
心中有火不安神，
将睡着，骇其魂，
三黄金花丸可吞。
三黄丸，治梦惊，
黄连黄柏栀黄芩，
水滚丸，开水吞，
心下火降自安神。

三黄金花丸乃《外台秘要》黄连解毒汤，此方是仓公所遗之"火齐汤"原方（《医学读书记》），主治三焦之热盛，道医此处借用以治火热引起的梦中惊悸，非常确切！

惊悸证，心恐惧，
慌慌不定如人捕，
肝有火，神不任，
龙荟丸子请吞服。
龙荟丸，本三黄，
龙荟青黛当大黄，
龙胆草，广木香，
加麝蜜丸果是强。

龙荟丸出自《金匮翼》卷三，由当归、龙胆、大栀子、黄连、黄柏、黄芩、大黄、芦荟、青黛、木香、麝香组成。有泻肝胆实火之功用，用这个龙荟丸治惊悸主要是要抓住"慌慌不定如人捕"这个主症，抓主症也是那些日治百余人的名医们惯用的捷法，总观道医辨证，全书每个门类的不同症别，亦在三言两语间让我们后学者心里就亮堂起来，所以这是临证的密钥，我们要熟记在心间。另龙荟丸治疗的惊悸可能还会有便秘存在，道医他这里没有说，但这些都是隐语。我们可以以方测症。

惊悸证，或有痰，
痰塞心窍欠安然，
将睡着，忽一掀，
古方二陈细细添。
二陈汤，将痰消，
陈皮半夏草茯苓，
四味药，煎水吞，
浮云见月现斗星。

二陈汤出自《和剂局方》卷四，药用半夏（汤洗七次）、橘红各五两，茯苓三两，炙甘草一两半，为粗末，每服四钱，加生姜七片，乌梅一个，水煎服，不拘时服。功能燥湿化痰，理气和中。治痰多为患，或呕吐恶心，或心眩心悸，或中脘不快，或发为寒热；或饮食生冷，脾胃不和，舌苔白腻等症。虽前已述及，此处再谈，是要大家注意四味药物的比例，另可以复习一下二陈汤的主治范畴。虽熟视如睹的知识不等于掌握！

怔忡门

怔忡证，气血空，
心血不足患怔忡，
养心血，有神功，
心血养足自然松。
养血汤，麦茯神，
芍草生地当归陈，
远志肉，酸枣仁，
久服养血又安神。

养血汤为丹道医学秘验方，由当归、茯神、远志、枣仁、麦冬、白芍、生地、陈皮、龙眼肉、甘草十味组成。是从归脾汤变化而成，去掉了甘温的黄芪，令人兴奋的人参，健脾的白术（这里用白术不是不可以，但为的是药纯才能效奇，更精专点，故去之），添白芍、生地是与当归合成四物汤之意以补血，纵观全方是黑归脾汤同四物汤并方，同归脾汤有异曲同工之妙，然临床之效果则更进之。

怔忡证，心恍惚，
胆战心寒如人捕，
养心丸，安神路，
长长久服病痊愈。
养心丸，用当归，
朱砂研细用水飞，
粉甘草，加参须，
炼蜜为丸久服宜。

养心丸是东垣朱砂安神丸去黄连、生地易参须，从安神清心变为安神养心，更适于"心恍惚"、"胆战心寒如人捕"之怔忡症。

怔忡证，有虚惊，
心胆俱虚不安宁，
无痰火，有汗淋，
我有单方叫得灵。
妙单方，真通神，
只用三两酸枣仁，
为细末，早晚吞，
竹叶煎汤引而清。

酸枣仁、竹叶汤，为丹道医学验方，既能治怔忡，也能疗不寐，治疗不寐症时，酸枣仁要生熟各半（白天吃生的不瞌睡，夜晚吃熟的睡得香），同时还要加入京墨，用竹叶汤送服。现代西医之早搏应该归入中医之心悸怔忡门，这里给出一个我治愈的病例以抛砖引玉。前年冬天，正值江南的膏方节，有一陈姓八十岁老者，患早搏心悸怔忡有年，刻诊自诉夜来几不能入睡，切其脉四跳一止，要求用膏方调理。我予以补肝健脾、强心安神，方开仲师之炙甘草汤加味：炙甘草600克，生姜450克，红参300克，生地2500克，桂枝450克，东阿阿胶250克，麦门冬600克，生龙牡各300克，黄连30克，火麻仁450克，新疆大红枣300个，苦参30克，鬼箭羽300克，玉竹450克，女贞子450克，北沙参300克，制首乌300克，芡实300克，苡米300克，怀山药300克，秦当归200克，黄芪300克，鸡血藤300克，冰糖2500克，如法收膏，每服2匙，早晚各一次。一料服完，切其脉五十一止，已经正常，心悸怔忡消失，神采奕奕，面透红光，感激之情溢于言表。

以上炙甘草汤治早搏值得大胆运用，倍加推崇。另加入女贞、玉竹这一对药治心脏疗效可靠，是道医的有心之得。苦参、黄连之加，苦入心经，是早搏之特效药，为孟河派丁氏传人黄文东先贤之经验，他还会加入茶树根皮，亦苦入心经，早搏之良品也，丁家的另一高足张伯臾教授治早搏喜用我们丹道医家的万年青，这个治心脏有热之早搏效果很好，周潜川先贤推崇备至。

阴证门

阴病证，耗元精，
手足厥冷是病根，
阳不举，头目昏，
三仙饮子真有灵。
三仙饮，药三味，
附子干姜共肉桂，
艾叶引，煎水吞，
久服阳回阴自松。

　　此三仙饮出自《万病回春》卷三，有补益肾阳之功用，主治阴证腹痛，手足厥冷。姜附桂是四川火神派的治病法器，其实火神派只是发扬了仲师的温补的一面，这样的治病思想在《扁鹊心书》、《阴证略例》中表现得也十分鲜明。三仙饮就是温补派的用药轴心所在。三仙饮中艾叶之用为画龙点睛之笔，一则艾叶虽苦但能入奇经，其二是大堆辛热之药少佐苦温之品，起到了反佐的作用。我们临床上要选择苦寒的药很多，但要找苦温的实在是凤毛麟角，艾叶正是这为数不多的苦温药之一。我觉得临床用姜附桂于阴证而言的确是必须，但这个不可以滥用，是膏黄所治者当仁不让就用膏黄，我们首先从思想上要端正，我们总不能遇到了阳明腑实证还牵强附会地去用姜附桂吧？

阴病证，小肚痛，
阴缩于内少儿孙，
口鼻气，冷清清，
加减附子理中汤。
理中汤，有顶光，
白术甘草共干姜，
加附子，肉桂襄，
茯苓红枣引炮姜。

这个阴缩症用的是附子理中汤，此方剂之重要性和其丹道医理已见前述，这里不再赘述。且不可看似平常而忽之，真正救逆的汤方不是四逆汤，我认为非此方莫属！当然这也只是代表我个人看法。

阴病证，缩肾囊，
小肚疼痛莫主张，
无钱者，有单方，
三阳散儿果是强。
三阳散，是为高，
硫黄四分研细调，
好烧酒，真胡椒，
共同一钱阳气潮。

这个小单方，不简单，是丹道医家之秘方，硫黄要用那种石硫黄（鸭羽黄的，出火山口的），还要用豆腐同煮，或者升炼了才能用。胡椒这个药大热又很安全，调料么！云南的吴佩衡用得较多。另硫黄用多了中毒多表现于尿道炎类反应，尿不下来，可用一碗鸭子汤服下就可以了。你看鸭虽然是羽虫，属火，但它生活在水中，水中有火，我们人的肾脏也是水中有火，所以物以类聚，它就能把硫黄中的这个火毒给解了，这个尿不下也就迎刃而解。

火病门

火病证，有幼年，
骨瘦皮黄热熬煎，
童子火，禀先天，
除蒸丸儿保安然。
除蒸丸，生熟地，
黄柏知母北五味，
地骨皮，麦冬薏，
参芪茯苓为丸吃。

除蒸丸为丹道医家方，由生地、熟地、黄柏、知母、北五味、地骨皮、麦冬、薏苡仁、人参、黄芪、茯苓组成，主治"童子火"、"骨瘦皮黄热熬煎"，相当于现在的疳积症，现已难得一见，多为小儿缺乳，食饭太早，如果这个童子火反上，还会损目。

火病证，有年轻，
酒色过度火克金，
三焦热，五心蒸，
莲子泻心火自奔。
泻心饮，石莲肉，
甘草人参黄芩茯，
银柴胡，麦地骨，
车前子炒宜久服。

泻心饮为丹道验方。组成有人参、石莲肉、麦冬、黄芩、茯苓、银柴胡、地骨皮、车前子，有清心滋阴除蒸之功效。

火病证，有房劳，
耳聋腰痛五心烧，
骨蒸热，脚打飘，
六味地黄加减高。
地黄丸，大熟地，
怀山泽泻丹皮配，
山萸肉，北五味，
茯苓地骨知母对。

此处用六味地黄汤加五味子、知母、地骨皮以治疗这个阴虚火旺的"耳聋腰痛五心烧"，"骨蒸热，脚打飘"。山有多高水就有多高，此节描述的病症是水不足而亢龙有悔也。

体气门

体气证，气难闻，
热天当风臭死人，
或胎毒，或好淫，
天香散儿可能平。
天香散，乳橪香，
枯矾蛤粉琥珀光，
密陀僧，白芷当，
为末搽胁是良方。

体气者就是现时之狐臭，以胎毒居多，当然你接触到龋齿患者的口臭应该不在此列，不要闹了笑话，也拿这个天香散去给人家搽胁治疗。天香散组成：乳香、枯矾、蛤粉、琥珀、密陀僧（金炉底）、白芷。功用：避秽祛臭。

体气证，受娘胎，
爱食五腥毒根栽，
不洁净，污神台，
扫秽散儿是良材。
扫秽散，不多药，
轻粉蛤粉并密陀，
加枯矾，共为末，
洗净搽胁臭气脱。

这个是胎养有问题，孕妇爱食五腥，饮食不洁，害了后代。下文之"污神台"，看似封建迷信，其实不是，在中国文化中这样的禁忌不知有多少，体现在生活的方方面面，聪明如古人的文化人难道不知道鬼神的虚无，岂不是笑话也，而是的的确确找不到更好的更简单的办法来教化民众，于是造出这两个概念，发展成鬼神文化，来更好地让民众有一颗敬畏之心，如上文，任何时代提倡洁净总是好事吧！代表了卫生文明。扫秽散的组成：轻粉、蛤粉、密陀僧、枯矾，共末搽胁。

体气证，有几般，
爱吃牛犬及炒煎，
溏耳尿，狐狸源，
一味灵药赛金丹。
赛金丹，是轻粉，
两胁用水洗干净，
将此药，来搽稳，
不过数次臭无影。

很明了了，不阐释。

肠鸣门

肠鸣证，有水泻，
叽叽呱呱响不歇，
食火化，胃火绝，
枳实理中汤用得。
理中汤，炒干姜，
人参白术枳实帮，
结茯苓，广木香，
灯心为饮服安康。

枳实理中汤，即《伤寒论》人参汤加枳实、茯苓、广木香、灯心草。道医在运用理中汤时变化很多。理中汤是守中宫的药，是"田"字头的方子。治病，错杂难辨求其中，所以临床上只要是中焦虚寒证都可以用。

肠鸣证，中气虚，
凭空肚内噜噜咕，
气不和，肠鸣驱，
加味六君肠鸣休。
六君子，有人参，
术苓甘草半夏陈，
加木香，煎水吞，
虚气肠鸣不作声。

"肠鸣症，中气虚"就用加味六君子汤，六君子汤内含四君子汤、异功散、二陈汤三个方子，药仅六味，健脾、理气、化痰的作用都有，真可谓是"神功不测兮运阴阳，包藏万宇兮孕八荒"。现多用于病后调理善后。

肠鸣证，外邪生，
肠内阵阵似雷鸣，
有冷气，往上冲，
半夏泻心可能平。
泻心汤，有人参，
干姜甘草半夏临，
川黄连，酒黄芩，
姜枣为引煎水吞。

这里用的是泻心汤，《伤寒论》五泻心汤变化在几微之间，而主治各有不同，其主症都有心下痞满或痞硬，但半夏泻心汤则其症兼有呕吐，甘草泻心汤则兼烦乱，生姜泻心汤则兼嗳气，三黄泻心汤则兼面红。泻心者泻其脾胃，泻心者通其闭塞。由此观之，此处肠如雷鸣是肠气不通所引起，故泻心汤可通气而治肠鸣也。

骨哽门

骨哽证，或鱼哽，
橄榄煎汤急速饮，
用蛐蜒，骨化粉，
或用茅芋根有准。
骨哽证，或鸡骨，
好吃鸡肉哽的哭，
野单方，野茅芋，
将根捣烂鸡汤服。

骨鲠证，或猪羊，
骨鲠于喉泪汪汪，
威灵仙，醋煎尝，
吞下冰消水流江。
铜哽证，吞铜钱，
小儿误吞命在天，
茨菇粉，荠苨传，
二味多吃化无烟。

针哽证，吞了针，
针尖刺喉哭连声，
胡豆子，韭菜根，
同煮食豆随便行。
发哽证，发入喉，
不出不进痒嗽嗽，
头发灰，开水投，
徒然吞下随水流。

治哽之方，各有千秋，橄榄、蛐蜒化鱼骨，野芋化鸡骨，威灵、醋化猪羊骨，茨菇（即慈姑）、荠苨化铜，胡豆、韭根包针而下，发哽用发灰，同气相求，物以类聚。按语：我认为威灵仙化余骨而不伤正骨，所有的骨哽都可用，要30～50克合醋煮才有效。古方化铁丸（威灵仙、楮实子、蜈蚣）合丹道医学之八味汤加苍术、黄柏、滑石、甘草、巴戟天、牛膝内服；我数度用于足根骨刺，再配合白术50～100克煎汤泡足，三天可以见效，一周治愈。

嗳气门

嗳气证，是气虚，
烦劳内伤冷气驱，
胸饱胀，呃气抽，
补中益气可能收。
益气汤，首黄芪，
人参白术书当归，
升麻草，柴陈皮，
外加沉香姜枣宜。

此为补中益气汤加沉香、生姜、红枣。加沉香少许是调降也，沉香者，"甲"字头的药也，降也。补中益气汤为"由"字头方，升也。升降气机是治病的关键法门，人体之气，升降而已！此处加入沉香是反佐之药，恐补中益气汤升的太过也。生姜、红枣为使药，不要小看这对使药，代入象数中，它们就是太极图阴阳鱼的眼睛，生姜是阳鱼之眼，大枣为阴鱼之眼。

噫气证，因于寒，
阵阵冷气往上翻，
丁香散，是灵丹，
服后气顺保安然。
丁香散，用丁香，
人参柿蒂共生姜，
四味药，共煎汤，
犹如冰霜见太阳。

丁香柿蒂散，一定要用散！散者，散也。否则就没有那个"冰霜见太阳"的速效、高效！这都是道医生前的谆谆教诲，值得临床一试。

嗳气证，七情攻，
郁气难伸结在胸，
四七汤，把气通，
管教服后嗳气松。
四七汤，用人参，
官桂半夏甘草临，
加生姜，共煎吞，
好似渴急遇泉津。

四七汤非《和剂局方》之四七汤，是半夏厚朴汤去厚朴加官桂。方由人参、官桂、半夏、甘草组成，偏于大半夏汤汤意也。

嘈杂门

嘈杂证，心内嘈，
口中清水往上标，
有嘈虫，拱心胞，
乌梅丸儿虫化消。
乌梅丸，梅细辛，
黄连黄柏共黄芩，
干姜附，当归身，
桂枝川椒为丸吞。

《景岳全书·嘈杂》说："其为病也，则腹中空空，若无一物，似饥非饥，似辣非辣，似痛非痛，而胸膈懊侬，莫可名状，或得食而暂止，或食已而复嘈，或兼恶心，而渐见胃脘作痛。"其病因有胃热、胃虚、血虚之不同。胃热用温胆汤，胃虚用四君子汤，血虚用归脾汤。道医他此处病因是嘈虫，用的是乌梅丸，很贴切！也是对嘈杂证病因和治疗的必要补充。

嘈杂证，心中慌，
内有嘈虫为祸殃，
除虫法，有单方，
久久常服病安康。
除虫散，黑芝麻，
用水淘净泥和沙，
不炒熟，生吃它，
时时常食虫自瘥。

这个除虫散在七十年代陕南民间还常常有人用，因为太方便了，每家每户就产这个黑芝麻的，食用起来又无药物之苦味，所以频繁地被使用。现今，这个病很少见，录此聊可备为一法，这是个有真实疗效的单方，我当时见证很多。

嘈杂证，有心虚，
思念太过心血枯，
补心丹，不能无，
天王补心嘈自除。
天王丹，生地苓，
人参玄参结丹参，
天麦冬，柏枣仁，
远志五味当归身。

补心丹出自《道藏》，选自《摄生秘剖》，方药组成见前"健忘门"，此处用治思念太过，因相思而致的嘈杂症，我临床未之闻也，可能是今人去古太远，用情不深，此处聊备一法，给那些天下不多的痴男痴女！药疗仅是引导，修心才是关键！古诗曰："治病容易治心难，心病紧系生死关，切脉难寻心病处，千帖灵丹也枉然。"小时候在陕南听过一个因相思而成疾丢了性命的男人，说是某年"农业学大寨"，放石炮，一石击中一年轻女子，当场死亡，她丈夫悲伤欲绝，加上久久对妻子的思念，心血枯竭，发落眉脱，半年而逝！从此只剩下两个孩子相依为命！

诸虫门

诸虫证，看口唇，
唇红无泡却有纹，
面黄瘦，心腹痛，
化虫丸儿叫得灵。
化虫丸，白矾焚，
鹤虱槟榔同使君，
玄胡索，苦楝根，
芜荑醋糊为丸吞。

化虫丸见前"臌胀门"，此处有加减。

诸虫证，心腹痛，
痛时拱包能窜动，
时又止，时又拱，
雄槟丸儿请君用。
雄槟丸，明雄黄，
花椒乌梅共干姜，
白明矾，花槟榔，
以饭为丸诸虫忙。

雄槟丸，由明雄黄、花椒、乌梅、干姜、白矾、槟榔组成。功用：杀虫安蛔。道医同我分手的最后时刻传我一个"万病方"，共有二十九味药。因其同这个雄槟丸子都是厥阴证的处方，所以在这里加以介绍。在我看来这些奇奇怪怪的方子不只是用于杀虫，现在杀虫的中药基本上都没有人用。然可以师其意而用其方治于一些奇奇怪怪的病，如脑神经方面病应该是十拿九稳的。

我这个"万病方"是二十九味药捣粉，每服2克，其对治的病如胃脘胀痛、腹泻、头痛、外感内伤，病越是难治，疗效越是出奇的好！与刘志杰教授《〈金匮要略〉师承课堂实录》的那一例怪病用药如出一辙，然刘教授出于某些原因，方子没有把药给出齐。此处录其原文以供参考。"这个人躺在床上，这病他以前有过，全身游走性剧痛，针灸根本没有效，按摩不让碰，越按越痛。肚子硬，腹肌痉挛紧张，脉象是弦紧的厉害，急数，四肢逆冷，面色一会儿红一会儿青。我给针灸，折腾了半小时，无效！就在我停下手琢磨下一步怎么处理时，人家好了，坐下来喝水，什么都谈，很正常。没过几分钟，又发作了，从里到外，没有不疼的地方，全身痉挛紧张啊。我当时就问当初怎么好的，人家说，找了个老中医，吃了一副药就好了。结果，方子给找了出来，按方抓药，喝了就好。那个方子记不清了，只记得有枳壳、厚朴、半夏、细辛什么的，朱砂、雄黄肯定有。"

除了刘教授说出来的以外，它里面还有白术、桔梗、建曲、管仲、滑石、生大黄、甘草、川芎、广藿香、羌活、白芷、柴胡、防风、荆芥、前胡、薄荷、陈皮、牙皂、石菖蒲、公丁香、广木香、草果、香茹，共二十九味。统治奇难杂症，病机上有滞、痰、瘀，无所不能！量的问题我已经摸索出来了，但怕大家乱用，这里暂时不公布。我认为古代虫症非今之蛔、蛲、丝、钩四虫，其实它的范畴比今天的虫症要宽广得多，应该还有疫虫。还有李阳波先贤治的那个子宫肌瘤，一天就给治好了，弟子们问他，他说是虫证，大家可以去思考！

诸虫证，胀满肚，
爱吃茶叶爱吃土，
吃生米，吃炭豆，
使君丸子虫死逐。
使君丸，有使君，
槟榔共同天南星，
爱茶米，茶米增，
爱吃土炭土炭行。

　　使君丸，由使君子、槟榔、天南星组成，看其所嗜何物，再以何物做引子。

吞酸门

吞酸证，何根源，
宿食不消在脾间，
食饭后，嗳吞酸，
加味平胃保安然。
平胃散，治食停，
苍术厚朴甘草陈，
肉山楂，酒葛根，
神曲麦芽煎水吞。

平胃散出自《和剂局方》，基本上可以算是仙家的东西，前面已经提过，此处从略。这里加了山楂、葛根、神曲、麦芽。道医说如果我们治病要从三焦入手，中焦这一关没有三仁汤、枳术丸、平胃散还真不行。因此我读《十年一剑全息汤》时，发现薛老师他在这个方中嵌入平胃散专门解决中焦的问题。一生只用一个方子去治所有的病的先生，应该是很了不起的。这需要很大的智慧和组方能力，越是简单的东西越不好把控！

吞酸门，病在胃，
饮食不消酸水味，
保和丸，为最的，
久服自然酸自退。
保和丸，有山楂，
夏茯陈翘神曲佳，
莱菔子，大麦芽，
曲糊为丸病自瘥。

保和丸有消食化滞和胃气的功效，其增强胃动力的作用远远超过吗丁啉。道医说："饮食不消则酸腐，中焦如沤。养生是不生者生生，不化者化化。"

吞酸证，脾胃虚，
饮食不消作酸郁，
健脾丸，时常服，
土旺克水酸自攻。
健脾丸，有人参，
白术山楂枳实陈，
神曲酌，麦芽增，
研细曲糊为丸吞。

健脾丸出自《医方集解》，方由人参、白术、陈皮、麦芽、山楂、枳实组成，有健脾消食之功，这是治"土不克水"的泛酸，木克土的泛酸就用左金丸（黄连、吴茱萸6:1），你如果嫌方子太单纯，就加入乌贝散、煅瓦楞。治酸还有一张经方就是旋覆代赭汤，很有效！经方么，效果就在一二剂之间也。

痞满门

痞满证，有硬坨，
食积胀满莫奈何，
平胃散，是总谋，
外加木香和枳壳。
平胃散，治食停，
苍术厚朴甘草陈，
肉山楂，酒葛根，
神曲麦芽煎水吞。

谋者，计划策略也。食积痞满，道医他还是用平胃散，并加木香、枳壳，加木香、枳壳以行气也。并指明伤于肉食用山楂，伤于酒者用葛根，伤于面食用神曲麦芽。如果是长期食用大米的长江中下游地区，宜加炒谷芽！

痞满证，胀如鼓，
硬痞块痛实在苦，
或肉龟，到处走，
枳术丸儿他为首。
枳术丸，药两味，
枳实白术一同集，
曲麦芽，共研末，
醋糊为丸早晚喝。

枳术丸出自《脾胃论》所引之张元素方，由枳实、白术组成，有健脾消痞之功。

痞满证，有食痰，
水饮气滞心胃坚，
枳术丸，橘皮添，
管教常服化痞颠。
枳术丸，药不多，
枳实白术一同集，
曲麦芽，共研细，
外加橘皮为丸吃。

　　枳术丸见上节，此处添入陈皮、曲麦芽，有二陈汤、保和丸汤意在焉。痞满一症，病情复杂，除上述因食积、气滞、食痰之常见病因以外，还有《伤寒论》泻心汤方证的虚痞，则宜调阳和阴；亦有肝不条达，胃失冲和，脾失健运之六君子汤证；更有伤水症，如元人初居中原，食鱼饮止水病痞，惟服草果即愈；有命火不足之病后不思食，食入则痞之附子理中汤、金匮肾气丸。详参蒋宝素《问斋医案》。

积聚门

积聚证，有五般，

酒食气血与风痰，

五般积，总方传，

五积散儿攻顽坚。

五积散，麻黄陈，

枳芍桂苍半当苓，

芎厚朴，止桔梗，

甘草干姜煎水吞。

五积散之述说见前文感冒门，此处不再赘述。

积聚证，肚硬结，
痞满如鼓按不得，
口苦干，身发热，
请用承气放田缺。
承气汤，攻里强，
枳实厚朴硝大黄，
四味药，煎汤尝，
犹如大水注长江。

"放田缺"，扒开水田的缺口，把水放出来。承气汤者，"甲"字头的处方也，有清热泻下通气之功，李阳波先贤干脆称其为"顺气汤"。这是从临证上得来的，承气，顺气，仅仅是叫法不同，李先生更看重它的通气之功，岂吾辈之简单地理解为清热泻下作用乎？我们看丹道家治肾病，首先是去湿热，用了越婢加术汤，还要开小承气汤，随手加入薏苡仁、泽泻、车前子、葫芦壳、冬瓜皮、干蟾皮。效果是不过三天就消肿，为什么？大家可以去思考！

积聚证，有肉龟，
走上走下左右移，
疼得很，怎么医，
三棱丸子如水推。
三棱丸，是为佳，
三棱半斤熬成粑，
萝卜子，干漆渣，
杏仁青皮神曲加。

这是治大病的方子！你一看上去用药就非常老辣！绝非寻常之辈，道医他很少给出某药的量的，这里他就点名三棱要半斤，还要熬成粑。干漆渣，你看谁用过？我只知道还是丹道医家蒲补一的一些成药里面用过，如果你害怕，当然可以不用，你可以用药性"和缓"的，当然治疗的时间可能就延长！各有千秋！古人他有"苦心求方术，辣手去沉疴"一说，主要是灵活运用，在患者体质还没弱下来时能攻之就进攻，别错过时机，机不可失，时不再来。三棱者，破血也；萝卜子者，有冲墙倒壁之能事；干漆渣，活血破血也；杏仁、青皮者理气化痰；神曲健脾胃以防猛药伤了后天生化之源头。《问斋医案·积聚门》起首即曰："经以心积伏梁，肝积肥气，脾积痞气，肺积息贲，肾积奔豚。后世又有症瘕、痃癖、血鳖诸名，总不离《内经》之五积也。"其师王九峰曰："五积之候，使非悍利之品，岂能推逐顽者，体虚绵弱……暂以和脾胃以潜消，资化源而融化。"王九峰他为我们孟河派之滥觞，孟河派是力挺"和缓"的，但在遇到大积大聚之证，还是力主"实者攻之，虚则磨之"、"大积大聚岂可犯也，衰其大半之止。"这个病还可以灸痞根穴，穴在十一胸椎之下两侧相去三寸半。

鼻血门

鼻血证，有实热，
火气上攻流鼻血，
左右孔，放田缺，
凉膈散儿将火灭。
凉膈散，黑栀仁，
大黄芒硝薄荷青，
连轺草，酒黄芩，
石膏饮子煎水吞。

此治火气上冲之实热证之鼻衄，方用凉膈散加生石膏去竹叶。凉膈散前"汗溢门"已提及，中医其简单性、统一性在道医这里被发挥得淋漓尽致，同一凉膈散既可治汗溢亦可治鼻血，只要抓住中焦热实燥实这个病机就可以放胆运用，才不管他是鼻衄、汗溢、火眼、咽喉痛。

鼻血证，火上浮，
忽然鼻血两孔流，
止不住，令人愁，
龙脑鸡苏丸可收。
鸡苏丸，民间功，
阿胶银柴草木通，
鸡苏叶，寸麦冬，
蒲黄生地收鼻红。

龙脑鸡苏丸，道医说它是民间方，经查这个方出自《重订严氏济生方》，由鸡苏叶、麦冬、蒲黄、生地、阿胶、银柴胡、木通、生甘草、龙脑组成。功用：凉血清虚热，主治虚热上壅，劳伤肺经。与凉膈散治证对照，一实一虚，为丹道医学对待治法，丹道医学对待治法处处可见，任何一个病都可以这样考虑，加以区分，《伤寒论》中已开先例，前面章节已经提过，此处不再重复。

鼻血证，有亢阳，
长流不止令人忙，
用冷水，淋颈项，
如若不止用单方。
小单方，头发灰，
装入笔筒用力吹，
按耳门，气反追，
白及磨水饮三杯。

这都是丹道医家很拿手也很有效的方法，血余炭、白及之止血功能每一个中医临床者都是有目共睹的。"用冷水，淋颈项"，这个治法为陕南民间妇孺皆知，得益于道医之普及，道医他还有一个简便的处理方法是在没有冷水的地方使用，就是在患者的双委中穴用手掌重拍三下，血可止！当然多拍几下也没事。对于冬天寒气引起的鼻衄，我们喜用炮姜甘草汤再加血余炭内服，效果神速！另《丹道语录》记述："鼻衄，鼻属阳明，阳明有热者出血，刺三里合谷泻下。方：茅根、藕节、桃仁、白及（收敛止血）、小蓟（血热可用，寒不用）、灶心土（补脾）。流鼻血，有水土问题，或食物辛燥用得多。……水土不服用灶心土效。白及有增加血小板的作用。阿胶、黑木耳、灶心土、白及均有增加血小板的作用，清胃中之热，清脾脏之湿。"我对血小板减少之症常于辨证方中加入柿叶三张为引，事半而功倍。《串雅内编》中有"榴花散"，干石榴花晒干，研细末备用，吹鼻即止。

痧痛门

痧痛证，绞肠痧，
寒热不和结胃家，
神妙散，实堪夸，
一服断根不发他。
神妙散，生白矾，
马粪烧灰要存烟，
共研细，用五钱，
开水冲服保安然。

神妙散为丹道医家治干霍乱绞肠痧之验方，方由生白矾、煅马粪二味组成，主治绞肠痧。腹痛肠扭转，上下不通，地上打滚，其痛之烈读者可以想象。遇上了这样的患者你就给他用这个神妙散，立竿见影！丹道医家李阳波先生曰："白矾，酸寒，其作用点在北方，能对治热症并能向东移，使厥阴升，从而使阳明降减。"马粪者，易经以马为乾金，金性主降，其降之力则加速降阳明也，痧症就是人体气机升降失调，挥霍缭乱之病。神妙散之区区二味药旋转了一个太极。白矾升左路震宫之厥阴风木，马粪降右路兑宫之阳明燥金，左升右降，一气周流，又何病不克哉！《内经》曰："左右者，阴阳之道路也。"阴阳的什么道路呢？左升右降交中宫的道路。修炼家姹女、黄婆、婴童的纠葛。

痧痛证，有绞肠，
一阵痛来喊爹娘，
古人留，妙单方，
一服犹如雪见汤。
妙单方，如同宝，
青盐一两锅内炒，
擂椒钵，细冲捣，
开水冲服及时好。

青盐，我小时候没有吃过，但见过，正方形的，个儿不大，颜色碧青如玉，现很难见到。不过我们用现在的盐末炒出来加水烧汤饮用，治这个绞肠痧亦就有不凡的效果。取其咸能软坚而走下，一般服这个汤的人会吐得很厉害，经过这么一吐上窍就开，上窍开则下窍焉有不开通之理。上下皆通，绞肠痧不复存在。

痧痛证，冷手脚，
面黑嘴青难得活，
用前方，不效药，
针刺妙法可能脱。
针刺法，将膊勒，
将血勒在指甲节，
用针刺，出恶血，
痧痛犹如汤泼雪。

你看，针法也用上了，放血疗法之功效不可低估，妙不可言！中医这个东西就是个宝库，一点也不假，里面的方法很多，都是以治愈为目的！什么有效他就用什么，胸怀博大，能兼蓄并容，我们学中药学教材都知道许多中药都是舶来品，这个刺法原本就是民间的，可他不管你是官家的？民间的？只要是好东西，他都拣在自己的篮子里。

诸气门

诸气证，有恶气，
怒气伤肝名气积，
心中痛，呃上逆，
逍遥散儿煎水吞。
逍遥散，顺气行，
当归白芍白茯苓，
赤丹皮，黑栀仁，
薄荷柴胡煎水吞。

逍遥散出自《和剂局方》，是仙家的方子，如果你不信就去读《石室秘录》，去读《舍脉从症》。处处都有逍遥散的影子，如治偏头痛的散偏汤，治肩周炎，治腿痛、周身痛……丹道医家认为诸痛不离肝经，逍遥散就是肝经名方，不过都要去掉茯苓的，不然不能止痛，反而更痛。《庄子》里有逍遥游，"逍遥"就是"畅游广远无极之中飘飘遥遥"。药由柴胡、当归、白芍、白术、茯苓、薄荷、生姜、甘草八味组成。功用：疏肝解郁，健脾和营止痛。主治多类肝郁引起之病症。该方用了八味药，按洛书，"八"是厥阴风木肝的数字，道医本处所说的逍遥散实质上是逍遥散加丹皮、栀子，就是后世所谓的丹栀逍遥散。另外我们可以思考为什么逍遥稍微变通下能应付那么多的痛，我们只要知道它是"肝主疏泄"就够！

诸气证，有气胀，
肚大青筋鼓一样，
消气饮，把气放，
宽中下气身快畅。
消气饮，用乌药，
沉香豆蔻砂仁酌，
莱菔子，炙厚朴，
木香橘红煎水喝。

本节叙述的就是气臌症，方用消气饮，由台乌、沉香、红豆蔻、砂仁、莱菔子、厚朴、广木香、橘红八味药组成，应该加入制香附就更加妥当。

诸气证，有气喘，
中气不足反胀满，
身微动，气上缺，
补中益气可能采。
益气汤，首黄芪，
人参白术共当归，
升麻草，柴陈皮，
姜枣为饮久服宜。

　　此处用的是"由"字头只往上走的补中益气汤，用这张方子要看下焦虚不虚，以防阳气拔根，可配合来复汤运用，或者加入一定剂量的山茱萸。李可氏他在此方中加入生牡蛎潜镇之，以治肺结核。

妇科脉门

妇科脉，与男通。
唯有经孕不相同，
肺脉大，肾脉洪，
两关滑大有胎童。
妇孕脉，看肝经，
肝大肺小喜脉成，
左尺滑，是男形，
右尺若滑女胎真。

　　这是说妇科的脉与男子的脉只有月经和胎孕有区别以外，余则相同。妇人右寸脉大，左尺洪大，左右关脉滑大，则可测为孕脉。金生水，水生木，金水木皆旺，胎孕乃成。如果左关大，右寸小亦是孕脉，并能从左右尺脉判断孕育的胎儿性别是男是女，左尺滑就是男婴，右尺滑就女孩。

妇科脉，两尺沉，
此脉分明是停经，
血不调，脉细沉，
或成血龟时作痛。
妇病脉，肝浮长，
肺脉浮大痛胸旁，
关沉紧，肚肠痛，
尺沉腰痛又心慌。

　　若是说妇人两尺沉，可断其闭经，如果两尺脉是细沉难以测到的有可能是囊肿，或者是子宫肌瘤，如何分辨呢？要两尺互参。两尺同时见沉细就极可能是子宫肌瘤，一侧见之就是此侧有附件囊肿，我许她们二十日治愈！左关浮长脉，右寸浮大脉的妇人就有胸旁云门穴、中府穴痛。左右关沉紧脉同时还可测妇人肚肠疼痛。如果测得尺脉沉，还可能是腰痛、心慌之病。关键在于医家结合当时的情况及望、闻、问的结果而确定。

妇科脉，六脉数，
五心烦热口焦渴，
经先期，紫色团，
口苦咽干莫奈何。
妇科脉，六脉迟，
身中冷疼必须知，
经月后，不对时，
四肢无力难支持。

六脉见数，主月经先期，五心烦热，口苦咽干，经紫色有团块。反之，六脉见迟脉，主身中冷痛，月经后期，同时伴见四肢无力而绵软。或许读者从此处得到了与教科书不一样的脉法，这就叫丹道医家脉，比较纯正。这还仅仅是候太渊脉，丹道医学的分经候脉那简直就是《内经》"遍诊法"的活化石，能真实地测知十四经之气而准确断病。在医学检查器具不发达的远古，中华医匠是非常聪明的，诊不离本体，减少了太多的误诊，仪器有太多的盲点，有太多的局限性，如把很多不是癌的病定为癌，把胃痛挡住的肝诊为肝癌等，不一而足。

调经门

调经法，有先期，
血热妄行不对时，
调热汤，有主持，
三日三副经来施。
调热汤，当芎陈，
生熟地黄白芍临，
香附子，酒黄芩，
柴草丹皮酒引吞。

月经先期按辨证的大原则都是热证，因故道医他创调热汤以凉血调经，药用当归、川芎、熟地、白芍、制香附、酒芩、柴胡、丹皮、陈皮、甘草，是四物汤与四逆散的方意整合，治月经先期如神，能肯定地定出几日治愈的方书不多，基本上都是丹道家的东西，如傅青主（傅山）的医著这方面就比较突出，更能说明著作者本人就是个地地道道的临床医家。

调经法，有期后，
血虚气寒月余数，
调寒汤，可通俗，
平日常服对月旧。
调寒汤，当陈皮，
草地芎芍焦术宜，
香附子，蜜黄芪，
茯苓杜仲故纸随。

月经后期，历代医家认为是因寒而起，故道医他创调寒汤以温经调血，药用当归、川芎、熟地、白芍、陈皮、焦术、香附、黄芪、茯苓、杜仲、补骨脂、甘草，亦用到了四物汤，妇人以血为用，以肝为先天，四物汤养血调肝，为妇科之常用方。同时同调热汤一样也选用了香附这味药，制香附乃妇科之主帅，明朝韩懋（飞霞子）得黄鹤老人之传，有两个仙方，对治男女所有病，其一为青囊丸（制香附、台乌），专用于女科百病。其二为黄鹤丹（制香附、黄连），主治男科百病。道医前面所用的百消丸（制香附、五灵脂、二丑），古名五香丸，亦用到制香附，以调周身之气，又用五灵脂异类有情之物以止痛，用黑白牵牛子以通水道，可排病于体外。《串雅内编》里还有个交感丹（治香附 500 克，白茯苓 200 克），蜜丸如弹子大，空心每服一丸，治一切名利失意，抑郁烦恼，七情所伤，不思饮食，面黄形羸，胸膈诸症，极有神效。

调经法，有闭经，
气虚血虚痰滞凝，
二三月，不通行，
通经活血有威灵。
活血汤，芍芎当，
红桃丹桂蒲地黄，
荆泽兰，壳槟榔，
莪术牛膝丹参强。

　　本节谈闭经，丹道医家认为闭经的病因病机是"气虚血虚痰滞凝"，对治之法用通经活血汤（当归、川芎、白芍、地黄、桃仁、红花、丹参、桂枝、蒲黄、荆芥、泽兰、枳壳、槟榔、莪术、牛膝），其功用是通经活血，与《医林改错》之血府逐瘀汤近似，但这里要说明的是汪氏著《唱医雅言》是道光元年（1821年），而王清任著《医林改错》成书于道光十年庚寅（1830年），显然王清任参考了《唱医雅言》，而不是汪海峤借鉴《医林改错》，这一点不可马虎，学术是严谨的。

种子门

种子法，先调病，
妇人无病自受孕，
瘦妇人，急性忿，
子宫干涩三补应。
三补丸，只三味，
黄连黄柏黄芩聚，
酒炒香，共研细，
外加六味地黄对。

　　此节不孕是因妇人水亏而有火也。因故道医他以泻为补用三黄汤，又合用补水之六味地黄丸。

种子法，审根源，
赤白带下损丹田，
无火气，子宫寒，
请君端用补宫丸。
补宫丸，有龙骨，
鹿胶牡蛎芍芷苓，
山萸肉，石脂术，
醋糊为丸服有后。

此节说的是妇人宫寒不孕，与上节之因火不孕是对待治法。丹道医学很讲究治病之层次性和对立性，前面好像已经谈过，但重要的事情说三遍，不为过！我们看丹道医学治外感表证，有滋阴解表，有扶阳解表。其下法有滋阴泻下，有温补泻下。看到此，也许能为读者看懂此书又开一新的悟境。这里这个治宫寒不孕的方子补宫丸出自《杨氏家藏方》，由鹿角胶、龙骨、牡蛎、白芍、白芷、茯苓、山茱萸、赤石脂、白术、乌贼骨组成。主治妇人诸虚不足，久不妊娠，骨热形羸，腹痛下痢，崩漏带下。

种子法，调月经，
经水对期是良因，
调经药，名千金，
男女同服有后人。
千金丹，有蒺藜，
芡实龙骨生莲须，
覆盆子，酸枣皮，
沙菀为丸久服宜。

千金丹为丹道医家秘方，由白蒺藜、潼蒺藜、芡实、龙骨、生莲须、覆盆子、山茱萸组成。我按：我治男性不育，精子活力低下，甚或死精，一般喜用五子衍宗丸加味，每获效机，几十年下来，也有个二三十例成功案例。2006 年，回陕南避暑，在要上火车的最后十几分钟，一个开水泥厂的企业家，经其友介绍，夫妻双双匆匆赶往车站，讲明是男方小时候的扁桃体炎治疗不当引起睾丸炎，后来一个睾丸就萎缩啦，先天无精子，结婚十年未育，治疗的医生不计其数，被西医断为百分百不能生育。我由于要赶车，就随手书一方：枸杞子 30 克，五味子 30 克，覆盆子 30 克，蛇床子 30 克，桑葚子 30 克，菟丝子 30 克，车前子 30 克，包金樱子 30 克，益智仁 30 克，补骨脂 30 克，红参 10 克，肉苁蓉 20 克，鹿角胶 7.8 克，龟甲胶 6 克，鱼鳔胶 10 克，当归 10 克，熟地 16 克，橘红 12 克，威灵仙 30 克。吩咐日服三次，每次 50～100 毫升，便扬长而去！待四年后回陕南，与其夫相遇于街头，盛情邀请到其家做客，男童已能在其父的指导下给客人斟酒了。

保胎门

保胎法，有急诀，
胚胎成形四五月，
当归散，可用得，
外加陈芩酒炒黑。
当归散，归芍芎，
白术故纸小茴同，
甘草甜，大枣红，
砂仁参芪煨姜从。

　　此处当归散基本上就是八珍汤的汤意，从气血两途入手，砂仁者顺气于下，白术黄芩为安胎之圣药，小茴能固下焦之阳，补骨脂补肾，陈皮利其气，可防过补滋腻而滞。

保胎法，有总方，
安胎和气引为强，
六七月，正相当，
胎中百病用为良。
安胎饮，草芍生，
熟地当归川芎陈，
紫苏叶，西砂仁，
煨姜同煎百病宁。

此为丹家秘验方，由四物汤加陈皮、紫苏、砂仁、煨姜而成。四物汤者妇科之常方也，紫苏、砂仁保胎之良品，紫苏叶还是妊娠恶阻的克星。上节之当归散用于妊娠四五月，此安胎饮用于妊娠六七月，这个要记牢，任何的方药都有其作用的时间点，时相医学对这个要求是很严格的。他这两节没有任何的主证可抓，就仅仅这个时间点的线索可循，那就抓住这个就行！同别的章节大不同。

保胎法，有总汤，
胎中百病有主张，
八九十，用此方，
名为达生散安康。
达生散，紫苏参，
白芍甘草术当陈，
大腹皮，砂头仁，
或加益母保临盆。

达生散出自《丹溪心法》，药用大腹皮、人参、陈皮、紫苏、当归、白芍、白术、炙甘草。主治妊娠临月，气血不足，胎气不调。《医方考》曰："妊娠临月，此方服之，令人易产。诗云：诞弥厥月，先生如达。朱子曰：先生，首先也。达，小羊也。羊子易生而留难，故昔医以此方名之，然后产难之故，多是气血虚弱，营卫涩滞使然，是方也，人参、白术、甘草益其气，当归、芍药益其血，紫苏、腹皮、陈皮流其滞，气血不虚不滞，则其产也犹之达矣。"这个当年我内子怀我女儿九个月时用过，后来顺产。内子怀第二女时她觉得不想吃药，后来是剖腹产。今日想来，更觉达生汤其效如神，厥功甚伟！

另我此处还想公开一张明朝的御用方——保产催生第一方。方出《大生要旨》，系明代嘉靖年间太医所作，此方同时转录于唐容川《医学一见能》、张简斋《张简斋医案》。其内容如下："十二宫方，产后一滴不可入口，酒当归一钱五分，酒白芍一钱二分，冬月用一钱，川芎一钱三分，川贝母一钱，荆芥穗八分，菟丝子一钱四分，厚朴七分（姜汁炒），羌活五分，甘草五分，蜜炙黄芪八分，蕲艾叶七分，枳壳六分。此方专治胎动不安，或胎堕，或腰酸，腹痛，一切胎症，不拘月份，一服即安，尚不应，隔日再服一剂必愈。每服用水一碗半，煎一碗，姜三小片为引，空心热服，若热体不必加姜，其渣用水一碗煎半碗，热服。凡素来小产者，或在三月内，或在四五月内，只要先期一月，空心预服一二剂，近期再服一剂，决无小产之患。催生去艾加红花七分，余药同，依前发法煎之，临产时热服即生，效验如神。产后切记，一滴勿服！切记！此方余与亲友家属屡经试验，其效如神，万勿轻视（小楼主人识）。"此方我见以上文字之诱惑，心痒痒欲试，后来遇上两例，一例三月见红，服了三帖，足月顺产一男婴。还有一例远在苏州，来一次不易，我就冒着风险把这个药方开给她，结果她自作主张，是一有见红她就服用，共见了八九次红，几乎每月都见红，服了就好，后亦足月顺产一男婴。再后来，国家颁布了相关文件，说是这样的妇科妊娠病小医院不能处理，我就再也没有给第三人使用了，但我已经知道它真的是保产催生第一方了。大家不用不等于它没效！

小产门

小产类，不足月，
或因闪坠与扑跌，
或渴急，大热燮，
胎动八珍补气血。
八珍汤，有人参，
甘草白术芎芍临，
去茯地，留归身，
外加阿胶芪艾停。

八珍汤可用于妇人月经胎产诸病，可用于脉象虚弱之中兼有干涩弦细之象的所有病，其加减方可以调理不孕，可以保胎，可以治小儿咳嗽百药不效。在《圆运动与古中医学》中的《药性提纲》篇中写道："八珍善治诸虚者，中土运于中央，木气升降于四维之功也。芍地能助金气之收，助水气之藏。芎归能助火气之长。凡能善用八珍汤的医家，其成绩必有意想不到之妙。"可见，这个八珍汤还真不可等闲视之。

小产类，下了胎，
血流不止要哀哉，
一家人，吓痴呆，
救急丹儿不须猜。
救急散，始为奇，
人参阿胶草当归，
求艾叶，芎黄芪，
热加茯苓服救危。

小产后，血流不止，命在须臾，我认为现时遇到还是快点送医院抢救，所谓“存得一分血保得一分命。”现代病人与两百年前的病人在选择上有更多的自由，那时只有那个医疗条件么！劝读者“要活揆”，千万别去铤而走险，你有两只脚，一脚踏在诊所的门石上，一只踏在法院的门石上，这就是当代做医生的现实。每一个初学入门的人开始执业时就要想清楚了，不可犯糊涂！

小产类，胎下来，
肠中疼痛实难挨，
上呕吐，下泻孩，
人参汤儿真妙哉。
人参汤，用之良，
甘草人参白术强，
法半夏，炮干姜，
陈皮芍药共煎汤。

　　仅记此作为一种文化保留，实质现代这些胎前产后诸病都已交给大医院里的妇产科处理，小医院都没有这个资质。医院里妇产科这样子的病肯定不是中医妇科的中医为首去治疗，这就像补锅匠一样，以后终究会绝迹。

产育门

产育类，月未足，
胞水未破血先流，
非正产，伤胎由，
八珍汤儿急回头。
八珍汤，有人参，
甘草白术共茯苓，
川芎洗，地黄蒸，
白芍当归煎水吞。

此处述说未足月之见红症之治用八珍汤。

产育类，未满月，
水泡先破放田缺，
腰不痛，不来血，
八珍加味安胎脉。
八珍汤，有人参，
甘草白术共茯苓，
川芎洗，地黄蒸，
当芍杜故益母亲。

　　此节介绍了"未足月，水泡先破不来血"用
八珍汤加杜仲补骨脂以治之。

产育类，月已满，
恶露数月不见产，
血气虚，甚凶显，
八珍汤儿切莫缓。
八珍汤，有人参，
甘草白术共茯苓，
川芎洗，地黄蒸，
芍药当归共煎吞。

　　本节叙述"月已满，恶露数月不见产"的气血大亏之凶险症，还是要大补气血，方用八珍汤。

催生门

催生法，要临盆，
十月胎足肚急疼，
接生汤，有威灵，
管教服后容易生。
接生汤，芎芪芍，
当归贝母艾羌活，
菟丝子，荆枳壳，
甘草同煎凉温喝。

此接生汤就是我在保胎门最后介绍的明朝十二宫方，保胎催生皆有神功，十年前《常州日报》还登了这个方子，该方在民国时被司马善人版刻大量印刷，他做善事挨家挨户送阅，并劝说大家收藏，另附一副插图。我当时为能弄清其内容还专门买了放大镜；这里比那张方子少了一味川朴，可能是催生就不用川朴了。

催生法，月份满，
儿要降生肚痛喊，
有古方，佛手散，
母子见面无凶险。
佛手散，古人重，
益母川芎共当归，
煎水喝，娇儿舔，
母子安然好见面。

此用佛手散加益母草以催生。

催生法，下死胎，
腹胀面赤黑血来，
呕臭气，舌黑胎，
子死腹中不须猜。
千金方，鲜红花，
当归川朴朴硝加，
水酒加，饮下他，
死胎落地产娘瘥。

此治胎死腹中。

血晕门

血晕证，血出多，
产后晕迷言啰唆，
说鬼话，唱山歌，
清魂散儿第一科。
清魂散，龙齿参，
当草志肉桂茯神，
玄胡索，北细辛，
麦冬姜枣引煎吞。

这是两百年前的事了，现在妇女生孩子应该都在妇女儿童医院里的，此类产后病，任其中医医术如何高明，他在这个时代都不会有在病家给人家服中药的定力！仅仅拿这个说事而已，中医人要看清你所处的时代，冥顽不化者，小心有牢狱之灾。"人命至贵，重若千金，一方予之，德逾于此"，这是唐朝孙真人的时代，现时是世风日下，人心不古，自1998年实施《医师法》以来，行医一途，无功就是过，甚之有功都有过，有过就必惩！由此产生了一个新行业——医闹。德成切要，术字领先！各位行医的大人深思勿恼！

血晕证，昏沉沉，
败血冲胃肠胀疼，
时呕吐，难安神，
加味平胃散有灵。
平胃散，四味药，
陈皮甘草苍厚朴，
黑姜引，肉桂酌，
管教服后自醒觉。

此一节治产后败血冲胃，上一节是产后败血冲心，再加上面赤呕逆欲死的冲肺就是《张氏医通》之产后败血"三冲"，其文曰："冲心者，十难救一，冲胃者，五死五生，冲肺者，十全一二。"足见其病之凶险！不过两百年前，只要医生人事已尽，患家也不会怪你，只能认命。

血晕证，不认人，
产后恶露不下行，
肠胀满，血攻心，
益母汤儿叫得灵。
益母汤，益母粑，
荆芥归尾开红花，
石菖蒲，肉山楂，
丹桃蒲草共一家。

道医他的这些治产后血晕的方药有没有效，我不好说，因为我没有机会亲自试过。这里想补充的是此病虽有虚实之分，但俱属危急，均须立即抢救，还最好是中西合璧的去抢救！血虚气脱者用《十药神书》独参汤，瘀阻气闭的用《证治准绳》夺命散（没药、血竭）加当归、川芎。

产后门

产后证，有多般，
身体疼痛发热寒，
五积散，麻芍删，
减去半夏香附添。
五积散，香附陈，
枳壳当归桂苍苓，
芎厚朴，芷桔梗，
甘草干姜煎水吞。

五积散见前感冒门。这里要思考一下为什么要"麻芍删"，"减去半夏香附添"？这恐怕就是夺血者勿汗、芍药能止血、半夏太辛燥有口渴之虞、香附乃妇科之圣药。我绝不是胡说八道，是经过反复地实践的。产后必然失血，汗、血、津是人身之宝，《伤寒论》中反复强调！失血再汗之，适合么？产后止血，会不会留瘀？用半夏会不会伤津？大家可以去思考。

产后证，虚气血，
身疼发冷又发热，
足无力，眼发黑，
十全大补可用的。
大补汤，即八珍，
再加黄芪肉桂吞。
添附子，二三分，
姜枣为引煎水吞。

从症状看显然是气血大亏所致，治疗用十全大补汤。十全大补汤分解开来就是四物汤补血，四君子汤补气，再加黄芪、肉桂、附子补肾。全方共奏气血双补，内外皆调之效。

产后证，有多桩，
一时令人没主张，
唯八珍，作主方，
看证加减果是强。
八珍汤，有人参，
甘草白术共茯苓，
当归洗，地黄蒸，
寒加附姜热酒芩。

产后病情变化无常，有多种疾病并发，令人一筹莫展，就用八珍汤为主方，大原则就不会错。产后失血气血大亏要补气血，产后要健脾胃，以胃气为本，另外道医还嘱咐是寒多就加附子、干姜，热多者加黄芩。

崩带门

崩带证，五色名，
青黄赤白黑五崩，
先发热，后流行，
加味逍遥汤通灵。
逍遥汤，治血崩，
当归白芍白术苓，
赤丹皮，黑栀仁，
薄荷柴胡久服行。

此治肝郁化火之崩证，方用名方丹栀逍遥散。

崩带证，血气衰，
经血不止频频来，
足难行，言懒开，
归脾汤儿不须猜。
归脾汤，当归身，
炙芪白术参枣仁，
烧木香，敬茯神，
甘草志肉龙眼精。

此治老年血气衰之脾不摄血之崩带症，方用归脾汤，我常合用补中益气汤。也可加入熟地变为黑归脾汤。

崩带证，白带多，
面黄肌瘦实难拖，
气血弱，怎奈何，
八珍汤儿起沉疴。
八珍汤，有人参，
甘草白术共茯苓，
当归洗，地黄蒸，
气血两补保安宁。

此崩带症为气血两亏所致，用的是八珍汤治疗，但去川芎、白芍。按语：我治崩漏，不管病者是子宫肌瘤引起的大出血，还是淅淅沥沥之月经过长，均用李阳波先生之"血崩汤"（实质是黄连阿胶鸡子黄汤的变方，又名朱鸟汤）。李氏按开合枢理论认为肝木疏泻太过的崩漏，要合阳明，阳明合则厥阴合，厥阴合则血崩止。方用白芍 120 克，山楂 120 克，阿胶 30 克，人参 15 克，黄芩炭 12 克，大黄炭 12 克，白茅根 120 克。李阳波先贤的的确确是当代高人也，他创的这个方治崩漏效验不同凡响，经得起临床重复运用。这种创方已然超出了辨证论治的架构体系，当然就有更多的普适性。对五运六气多年的研究，我觉得这个方最恰适的患者是出生于子午卯酉之年或者是子午卯酉之年得了崩带病的患者。因为此方是作用于南方离宫，而又从右侧兑宫迫降之，有强力的合阳明的作用，因此这个变方也可以移用于严重失眠患者。

杂病门

杂病证，无数多，
古人留下有专科，
身沉困，脚赖地，
气血虚弱八珍和。
八珍汤，有人参，
甘草白术共茯苓，
当归洗，地黄蒸，
川芎白芍煎水吞。

气血虚弱之证，八珍汤自然是首选。

杂病证，或有热，
五心发烧似火燹，
口恐干，心恐骇，
四物加减看证设。
四物汤，四味药，
当归酒地川芎芍，
芩连添，地骨酌，
玄参麦冬止烦渴。

这个方可以治妇人更年期综合征。是在四物汤的基础上加了黄连、黄芩、地骨皮，又加入了玄参、麦冬，与四物中的生地组成增液汤。这样这个变方就可以命名为芩连四物地骨增液汤。当然二至丸也可以加，多汗的话还可以加菊花、桑叶、牡蛎、浮小麦，浮小麦一般不少于100克。

杂病证，或有寒，
手足厥冷又咳痰，
心腹疼，腰杆酸，
四物为灵热药添。
四物汤，四味药，
当归熟地川芎芍，
添香附，加枳壳，
干姜乌附看病酌。

这一节与上节一热一寒为对待的治法，起首一节为通治法，这就是丹道医学的层次和治法次第，这个寒症他还用四物汤，但加了枳壳、香附，还让你斟酌病情，寒之轻重选用干姜或乌附子。

小儿门

小儿证，看颜色，
黄色脾积红心热，
肝风青，肺虚白，
肾经有病其色黑。
小儿证，观部位，
额属心分鼻属脾，
左腮肝，右腮肺，
肾经口下观黑色。
小儿证，五经通，
五指俱冷是惊风，
中指热，伤寒宫，
中冷四热痘麻逢。
小儿证，鼻冷疹，
耳冷伤风足热惊，
遍身烧，伤寒真，
头热肚冷食积停。
小儿证，一指脉，
浮为风寒沉积停，
四五冷，七八热，
十一十二死无别。
小儿证，风气命，
纹透三关是危证，
红黄吉，青食病，
纹紫内热黑惊风。

　　小儿古称哑科。对小儿病的诊断全凭医生的望诊功夫，虽然可以问其家长和病者本人，但得来的信息之可信度大大缩水，婴儿家长代述其病往往难以说清其实质，大点的少儿喜欢夸张和"扯谎"。这就给诊断增加难度，本节"小儿门"从小儿之色、脉来诊断小儿病，叙述的颇为详尽，望诊之部位，不但在面部分区，且在手指风、气、命三关进行测轻重，最新颖之处是别家很少论及的测不同手指的冷暖以判断小儿惊风、伤寒。

惊风门

惊风病，有急紧，
痰声气促火一盆，
口眼歪，脚手伸，
祛风败毒散有灵。
祛风散，羌独活，
天麻防风荆芥薄，
白附星，草皂壳，
桔梗灯心煎水喝。

祛风散为丹道医学验方，由羌活、独活、天麻、荆芥、防风、薄荷、白附片、胆南星、牙皂角、甘草组成。功能：祛风定惊。可惜白附片已经从药店的中药柜下架了，究竟是用的人不会运用的问题呢？还是药物自身的问题呢？这个值得深思！中医药是一个伟大的宝库！开采它容不得乱采滥伐！

惊风证，有急慢，
惊来吐泻亡阳汗，
手足动，难得看，
不动醒脾汤可验。
醒脾汤，白术参，
甘草志肉蔻茯神，
苓全蝎，砂枣仁，
公丁天麻煎水吞。

醒脾汤由《活幼口仪》之醒脾汤演化而来，组成：人参、白术、茯苓、茯神、甘草、远志、白豆蔻、全蝎、砂仁、枣仁、公丁香、天麻。功用：健脾开胃，熄风定惊。这个方治急慢惊风之手足不动的那种，手足动的厉害的，道医他说"难得看"，就是难治疗。

惊风证，有大惊，
忽然大哭神气分，
脉空弱，不扯筋，
密旨安神丸有灵。
安神丸，当归参，
白芍橘红芍茯神，
五味子，草杏仁，
金箔为衣姜汤吞。

用安神丸治小儿大惊，是丹道秘验方。我按语：前年春天，治一例12岁小儿之慢脾风，据其父母所言，夫妻双双外出，患儿独自在家里待了一夜，第二天孩子就非常焦虑，有时喉头痉挛，话都说不出来，有时全身抽筋，尤喜一脚一脚的往地上踩，有时连踩数十下。其父是一建筑包工头，也只有这一个儿子，因此曾两度进京，五度去沪，各大医院均无能为力，只能开镇静药维持，这镇静安神的药再加上别的辅助药，一顿要吃十多种，再后来小孩就不吃饭，父母才知道事情的严重性，坚决停用一切西药，求救于中药治疗。因在苏南民间我曾屡起沉疴，因此就被别的患者给介绍到了我这里，我认为小儿惊风应以肝脾为重，处方如下：黄芪、党参、山药、柴胡、黄芩、钩藤、杭菊、珍珠母、龙胆、僵蚕、蝉衣、茯神、甘草、竹叶、灯心草。水煎服，日三次，另配服祛风保婴丹两包，每次一包。舌苔厚加槟榔，舌红无苔去党参加辽沙参、乌梅、石斛。汗多加辽沙参、乌梅，气虚加人参，就这样服用了两个星期，小儿恢复正常。为了巩固疗效，其父将此方药让我给加减断断续续用了一年，小孩吃的药实际很少，一次也就三五匙，一年服用下来也就一百多剂吧，时至今日一切正常！

风寒门

风寒证，有重轻，
感冒风寒微热生，
姜苏豉，发汗淋，
不愈惺惺散有灵。
惺惺散，薄梗草，
花粉防风羌活临，
草白芷，木通芩，
生姜为引煎水吞。

　　紫苏、生姜、豆豉能发汗解表散寒。这些小方不要小看，为毛泽东治病的刘先生就喜用苏姜豉葱这些小药方，其效覆杯而愈，还多次受毛泽东领袖的嘉奖。惺惺散是《活幼心书》中的一张主治伤风伤寒痰嗽咳逆的方子，由人参、桔梗、白茯苓、白术、天花粉、细辛、防风、川芎、南星、甘草组成。丹道医学师其意而未用其方，是在原方中加薄荷、羌活、白芷、木通、黄芩而去云苓、白术、川芎、南星而成。方中同前面"惊风门"中所选《活幼口仪》之醒脾汤都嵌入了"四君子汤"。看来儿科更以胃气为本！

风寒证，面通红，
目赤气粗如火烘，
口焦渴，风寒功，
疏邪解表病自松。
解表汤，病自松，
萍荷蝉紫葱车通，
羌地骨，翘防风，
荆芥灯心发表功。

疏邪解表汤，为丹道医学治病用风药之典范，还有两张代表方是荆防败毒散和八风汤。疏邪解表汤用浮萍换麻黄，是防其发汗太猛，不适于幼儿，浮萍能治三十六种风，为风药中轻浮之良品；蝉衣治风内外皆宜，亦可治破伤风，往往与僵蚕组方而成一升一降；紫苏、葱白解表散寒，车前子、小通草、灯心草给邪毒一出路，让其从下而去；可同紫苏、葱白对待观，紫苏、葱白让邪从表而发，荆防羌翘疏邪祛风之良药，运用非常广泛。因其面通红而口焦渴，故用地骨皮以解虚热。终观全方，妙趣横生！

风寒证，身微热，
气促鼻动面色白，
体弱虚，补气血，
补表汤儿可用的。
补表汤，半夏陈，
苏子芥子桂人参，
黑干姜，白茯苓，
甘草莱菔姜汁吞。

这个补表汤很了不起，其中奥妙要细细地加以品味，这个方不只是用于小儿，老人亦常可作为备用品备用。方由理中汤、二陈汤、三子养亲汤合方，理中汤就是守中宫，二陈汤就是协调内外化痰通络之品，三子养亲汤中莱菔子能消食顺气，白芥子能祛皮里膜外之痰浊，苏子能降气、能治感冒。老年人舍此孰求？

吐泻门

吐泻证，有食痰，
上吐下泻欠安然，
又有热，又有寒，
消食化痰最为先。
消食汤，半陈苍，
神曲麦芽厚朴当，
甜甘草，苏藿香，
茯苓同煎引煨姜。

　　消食化痰汤由平胃散合二陈汤加神曲、麦芽、紫苏、藿香而成，其功用是消食化痰，燮理中焦。我直呼二陈汤为"中和汤"，多年来我几乎百分之八十的方子都有这个"中和汤"，这是由江南水乡特殊之气候及特殊之人体禀赋所决定的，并不是我闭门造车。淮扬地区蒋宝素先贤的《问斋医案》中这一汤剂几乎贯彻始终，变换极其灵活，如参苏二陈汤、三才二陈汤、四君二陈汤（六君子汤）、归芍二陈汤、小青龙二陈汤、三子二陈汤、二母二陈汤、归脾二陈汤、阳和二陈汤、佛手二陈汤、曲麦二陈汤、平胃二陈汤等，这是特殊的地域的必然结果；四川的"卢火神"在他的"桂枝法"中也用了二陈汤，也许四川盆地也是多湿的原因吧！南京的金陵医派开山者张简斋先生，我认为其学术造诣之来源最重要的两点就是吸收了蒋宝素的学术思想和四川青城山的丹道医学。这个二陈汤方和谁都有亲和力，真乃方中之君子者也。

吐泻证，有脾虚，

不烦不渴寒胃居，

上作呕，下稀驱，

附子理中扫寒余。

理中汤，用顶光，

干姜白术甘草良，

加附子，共煎汤，

管教服后病安康。

因脾虚虚寒之吐泻，丹道医学选用附子理中汤。这个方子前面已述，此处不再多说。

吐泻证，治不同，
夏月伤暑热气攻，
香薷饮，宜先通，
解散湿热病自松。
香薷饮，四味药，
甘草扁豆香薷朴，
若兼呕，半夏着，
泻痢术苓共羌活。

夏月暑热吐泻，丹道医学选用香薷饮，香薷饮见前"中暑门"。

痈毒门

痈毒证，有阴阳，
无名肿毒疼难当，
红肿起，亮放光，
真人活命是总方。
活命饮，当金银，
天花防风贝母陈，
皂角刺，山甲鳞，
乳没芷草酒煎吞。

此节用仙方活命饮以治阳疽，但"溃后忌服用勿差"。此方首见于《校注妇人良方》，由金银花、防风、白芷、当归、陈皮、穿山甲、贝母、天花粉、乳香、没药、白芍、生甘草、皂刺、黄酒组成。功用：清热解毒，消肿溃坚，活血止痛。丹道医学有时把此方简化，名曰"三三饮"或"立消散"（当归 30 克，黄芪 30 克，银花 30 克），这是很了不起的用法，就是很多人都知道的"秘方三两三"，网上可查更多这方面的信息。这个《唱医雅言》里面也有不少的"三两三"，只是我们祖师爷没有标出用量，您看不清哪个是"三两三"。顺便说一下，皂角刺，我们的用量到 90 克以上，不是我们说了算，关键这个量是消散用药的原始起效阈值，大则到 120 克，《外科正宗》曰"皂角刺消散之力甚大，大概用皂刺不过五六分至二三钱而止便是托药，用至四两是消药"，如果您治乳腺炎那就这样用，"皂刺 90 克，赤白芍各 10 克，柴胡 6 克，生草 6 克"，这是我借用胡慧明先生的用法。

痈毒证，有百般，

恶疮发背疼不堪，

又发热，又作寒，

托里散儿用在先。

托里散，当归身，

硝黄花粉辄金银，

皂角刺，芍黄芩，

牡蛎酒水共冲吞。

此托里散是丹道验方，与其他外科书之托里散无涉，我都一一查对过了。此方由当归、芒硝、大黄、天花粉、连翘、金银花、皂角刺、白芍、黄芩、生牡蛎组成，功用托里透脓。这个皂角用量是 15 克，我看道医当时就是这么用的。

痈毒证，已穿头，
经月溃烂漏水流，
不收口，令人愁，
生肌散儿疮口收。
生肌散，龙骨真，
海蛸滑石铅粉称，
干胭脂，密陀僧，
枯矾为末去腐生。

生肌散为丹道秘方，功用：祛腐生肌。这就是华佗当年那个"敷以神膏"的方子，反正道医活着对我是这么说的，不好否定他，信他是真也未尝不可！

诸疮门

诸疮证，属风火，
干疮漏泡杨梅朵，
有总方，发表妥，
防风通圣散儿可。
通圣散，防风君，
薄荷梗滑术当膏，
麻黄草，芍军硝，
山栀黄芩姜同熬。

这里要加以注意，道医他说诸疮总方是防风通圣散，解表通里，此方为刘完素所创，这个金元四大家的刘完素可不是一般的人，大家看他《玉连环词》"圣号连环，法明素问、三坟中，别是奇绝……细寻思，皇天不负苦学人。近来遇明师，敲开玉结，才见玄中玄，天外法。只此是全身诀自从会得，凡骨投入仙胎，……换尽心腹意气，从今别始觉灵台皎洁。"他说他遇到了明师而不是名师，又说自己"灵台皎洁"，那就是心也明了。心都明了，那他没有白学，也没有白来这世界走一遭啊，我们大都是糊涂地来，糊涂地去！所以绝顶聪明的周潜川先辈，生前只用《道藏方》、刘完素的方、《串雅内编》方、《内经拾遗方论》方。这与他有永严大师的指导是分不开的。不要以为书读得越多就是越好，李阳波老师说，如果没有足够的才能去驾驭，是最容易翻车的。倪海夏也说，其实中医要读的书也不多！

诸疮证，痒正慌，
疙瘩漏泡坐板疮，
外搽药，一扫光，
过灯桐油抹边框。
一扫光，有硫黄，
花椒木鳖大枫当，
加水银，添蛇床，
石灰铜绿共大黄。

这一节说的是治疥疮（疙瘩）、坐板疮。外用药是一扫光（硫黄、花椒、木鳖子、大枫子、水银、蛇床子、石灰、铜绿、大黄、桐油）。

诸疮证，有杨梅，
横身上下成了堆，
九里光，熬胶医，
土苓川椒猪肠煨。
赛丹音，九里光，
取汁熬膏乳没香，
江粉入，轻粉勖，
冰片儿茶调贴疮。

　　此节述治疗杨梅疮，俗称梅毒，药有九里香、
土茯苓、川椒、乳香、没药、红粉、轻粉、冰片、
儿茶、猪大肠。

自缢门

自缢死，有悬梁，
解下膝抵谷道肛，
吹耳朵，揉颈项，
皂角吹鼻可回阳。
自缢死，有水溺，
捞起仆身伏牛背，
牵牛走，出水沥，
老姜搽牙可接气。
自缢死，有服毒，
茶化胆丸急灌喉，
或乡境，无药救，
屎尿汤汤莫嫌臭。
自缢死，有剔喉，
气管未断命还留，
海螵蛸，止血流，
生肌止痛接住头。
自缢死，服信土，
绿豆细粉银朱有，
鸡蛋清，麻油走，
冷水调灌即时吐。
自缢死，高岩跌，
韭汁童便饮散血，
骨折损，还能接，
白及麻灰饮不歇。

这些都是道医在那个时代急救的方法，他选用了各种简便廉验的方法和方药，也都是很实用的，虽现时代几乎无用武之地，但为一特定历史条件下的文化沉淀仍予以保留。也许在某个时间点上，山野之陬，仓促之间，还可以像做心脏复苏、人工呼吸一样，还能派上用场。

附：救急水

西酒一斤　樟脑二钱
辛平椒三钱　良黄五钱
西参五钱　沉香三钱
广香五钱
前七味，研末浸入酒中，
临时百病皆治。

　　我当时看到手抄本末尾这一救急水方，觉得不是出自祖师爷汪海峤，好像是那个王太华前辈补入的，为了不让大好良方失传，就一并录入而放于此处。这个是急救的方药，他说百病皆治是治其标也，待到缓解则要重新辨证以治其本。